Knaur.

Knaur.

Weitere Bücher von Werner Bartens im Knaur Taschenbuch Verlag:
Das Ärztehasser-Buch
Die Krankmacher

Über den Autor:
Werner Bartens, Jahrgang 1966, studierte Medizin, Geschichte und Germanistik und war als Arzt an den Unikliniken Freiburg und Würzburg tätig; Forschungsaufenthalte in den USA und am Max-Planck-Institut für Immunbiologie. Heute ist er Medizinredakteur der *Süddeutschen Zeitung* und lebt bei München.
www.werner-bartens.de

Werner Bartens

Sprechstunde

Woran die Medizin krankt –
Was Patienten wollen –
Wie man einen guten Arzt erkennt

KNAUR TASCHENBUCH VERLAG

Besuchen Sie uns im Internet:
www.knaur.de

Originalausgabe April 2008
Copyright © 2008 by Knaur Taschenbuch.
Ein Unternehmen der Droemerschen Verlagsanstalt
Th. Knaur Nachf. GmbH & Co. KG, München
Alle Rechte vorbehalten. Das Werk darf – auch teilweise –
nur mit Genehmigung des Verlags wiedergegeben werden.
Umschlaggestaltung: ZERO Werbeagentur, München
Umschlagabbildung: getty images/Jim Craigmyle/
Kollektion: First Light
Satz: Adobe InDesign im Verlag
Druck und Bindung: CPI – Clausen & Bosse, Leck
Printed in Germany
ISBN 978-3-426-78094-7

2   4   5   3   1

Inhalt

Vorwort:
Nach dem Ärztehasser-Buch

Wenn man als Autor von jedem Medizinfunktionär, der nicht bei drei in der Praxis oder Klinik ist, beschimpft, beleidigt oder denunziert wird, während mehr als 500 Patienten, Angehörige und Ärzte das Buch loben, hat man wahrscheinlich einen ebenso wichtigen wie empfindlichen Punkt getroffen. Nachdem mein *Ärztehasser-Buch* im April 2007 erschienen ist, löste es eine breite Diskussion über das Verhältnis zwischen Ärzten und Patienten aus. Dabei hatte ich lediglich beschrieben, was ich während meiner Tätigkeit als Arzt in der Klinik – und auch bis heute als Patient – erlebt habe. Mehr als 75 Prozent der geschilderten Begebenheiten habe ich selbst erfahren, die anderen Beispiele stammen von direkt Betroffenen aus meinem nächsten Umfeld. Ich schildere Fälle von Ignoranz und kommunikativem Versagen der Ärzte, beschreibe die Verrohung mancher Mediziner und ein gelegentlich feindliches Umfeld in Klinik und Praxis, das nicht unbedingt zur Genesung beiträgt. Trotz dieser Erfahrungen bin ich weit davon entfernt, meine Erlebnisse als repräsentativ anzusehen.

Die Reaktion der Medizinfunktionäre und anderer hauptberuflicher Arztdarsteller auf mein Buch war beschämend. Statt sich mit der Kritik inhaltlich auseinanderzusetzen oder eine eigene Vorstellung davon zu entwickeln und zu äußern, was und wie die Medizin sein sollte, wie sie besser sein sollte und was sich dringend verändern müsste, reagierten die meisten Standesvertreter mit Abwehrreflexen und versuchten, mich persönlich zu diffamieren.

Die Reaktion der Leser war anders. Ob von Ärzten, Pflegenden, Patienten oder Angehörigen – ich bekam in den mehr als 500 zumeist zustimmenden Zuschriften oftmals Schilderungen eigener als ungerecht oder erniedrigend empfundener Erlebnisse zu lesen. Überraschend war für mich dabei, wie vehement auch zahlreiche Ärzte und Pflegende von ihren schlechten Erfahrungen in und mit der Medizin schrieben und wie wütend sie waren, wenn sie die Verhältnisse in Kliniken und Praxen anprangerten.

Einige dieser Klagen, Hinweise und Anregungen von Patienten, Angehörigen, Pflegepersonal und Ärzten habe ich in stark gekürzter Form in dieses Buch aufgenommen. Auch aus den Schreiben, aus denen nicht explizit zitiert wird, findet sich hier vieles wieder. Ich möchte damit zeigen, was sich Patienten und Ärzte wünschen und was alle Beschäftigte im Gesundheitswesen vielleicht ändern könnten. Diese Vorschläge betreffen in der Regel den direkten Kontakt zwischen Ärzten und Patienten oder Angehörigen, sie zielen somit auf das individuelle Verhalten. Um hier Verbesserungen zu erzielen, gibt es am Ende des Buches auch die Checklisten »Wie behandele ich meinen Arzt?« und »Gute Arztpraxen und Krankenhäuser erkennen«. Es wäre schön, wenn diese Anregungen dazu beitragen könnten, dass sich Patienten besser behandelt und von ihrem Arzt verstanden fühlen.

Zudem gibt es in diesem Buch einen größeren Abschnitt, der sich damit befasst, woran die Medizin krankt. Denn Ärzte, Pflegende wie auch Patienten und ihre Angehörigen sind Teil eines Systems. Ich versuche deutlich zu machen, welchen Einflüssen und Ideologien die Heilkunde derzeit unterworfen ist, etwa der Doktrin von Früherkennung und

Prävention, der Ausweitung medizinischer Leistungen auf immer mehr Lebensbereiche von der Wiege bis zur Bahre (»Medikalisierung«), der teilweise erschreckenden Ökonomisierung und der oft unhinterfragten Rhetorik vom segensreichen medizinischen Fortschritt.

Diese Aspekte sind nicht nur von theoretischem Interesse. Sie beeinflussen unmittelbar, wie und wann Patienten behandelt und ob Gesunde zu Kranken gemacht werden. Vielleicht können auch diese Gedanken ein wenig dazu beitragen, dass Menschen, die zum Arzt gehen, vor unnötigen Ängsten und ebenso schädlichen wie überflüssigen Untersuchungen und Therapien bewahrt bleiben.

In diesem Sinne: Bleiben Sie gesund!

Beipackzettel

Liebe Patientin, lieber Patient, liebe Ärztin, lieber Arzt!
Bitte lesen Sie folgende Gebrauchsinformation aufmerksam, weil
sie wichtige Informationen darüber enthält, was Sie bei der
Anwendung dieses Buches beachten sollten. Wenden Sie sich bei
Fragen bitte an Ihren Arzt oder Apotheker beziehungsweise an
Ihre Patienten oder die ärztlichen Standesorganisationen.

Anwendungsgebiete: Dieses Buch soll Ihnen helfen, Ihren Arzt richtig zu behandeln – damit er Sie gut behandelt. Dabei geht es auch um einen ganz praktischen Nutzen für Sie. Untersuchungen zeigen nämlich, dass Therapien besser anschlagen und Kranke schneller wieder gesund werden, wenn die Patienten ihren Arzt mögen oder zumindest mit ihm zufrieden sind. Aus diesem Grund ist ein schlechtes Verhältnis zwischen Arzt und Patient ein Gesundheitsrisiko – nicht für den Arzt, sondern für Sie als Patienten. Als Patient, der Sie nie sein wollen, aber vermutlich doch irgendwann einmal werden, sollten Sie wissen, was Sie von Ihrem Arzt erwarten können und was Sie sich nicht bieten lassen müssen.

Dieses Buch soll außerdem zeigen, was sich Patienten wünschen und welche Ansprüche sie zu Recht haben. Weiterhin geht es um die Entwicklungen, an denen die Medizin krankt, und darum, was Ärzte am Zustand der Heilkunde und der Unzufriedenheit vieler Patienten ändern können. Trotz des allgegenwärtigen Lamentos über das Gesundheitswesen in Deutschland lässt sich nämlich eine ganze Menge verändern. Denn die Medizin krankt nicht nur daran, dass viele Ärzte zu wenig Zeit haben, nicht richtig zuhören und in Bürokratie versinken, sondern auch daran, dass Ärzte wie Patienten sich oftmals lieber beklagen, statt zu versuchen, die Situation für Mediziner wie für Kranke zu verbessern. Deshalb soll dieses Buch nicht nur Missstände aufzeigen, sondern auch Anregungen geben, wie sie beseitigt werden können.

Gegenanzeigen: Wer die Checklisten »Wie behandele ich meinen Arzt« und »Gute Arztpraxen und Krankenhäuser erkennen« am Ende dieses Buches anschaut und sich denkt: »Daran hält sich doch mein Arzt fast immer«, der braucht große Teile dieses Buches nicht, für ihn sind dann wahrscheinlich nur die allgemeinen Entwicklungen der Medizin, die hier beschrieben werden, von Interesse.

Das Gleiche gilt für Ärzte, die das Gefühl haben, den meisten Empfehlungen in diesem Buch bereits zu folgen. Es gibt viele gute Ärzte und viele zufriedene Patienten in diesem Land – verschiedenen Umfragen zufolge ist es die Mehrheit. Von guten Ärzten kann man nur hoffen, dass sie sich auch weiterhin so engagiert um ihre Patienten kümmern wie bisher – von den Patienten kann man nur hoffen, dass sie es merken, wenn sie einen guten Arzt erwischt haben, und dann auch bei ihm bleiben.

Wechselwirkungen: Für manche Leser kann es hilfreich sein, zu erfahren, wie andere Patienten von ihrem Arzt behandelt worden sind und wie diese Patienten darauf reagiert haben. Möchten Sie ähnliche Erfahrungen lieber nicht machen, gibt es hier Hinweise, was Sie tun können, damit Ihnen so etwas nicht passiert.

Dosierung und Art der Anwendung: Ärzte können das Buch unzerkaut am Stück zu sich nehmen, weil sie mit einigen Aspekten des Inhalts, auch den schwerer verdaulichen, vermutlich bereits vertraut sind. Wenn Ärzte diese Darreichungsform jedoch nicht vertragen, ist natürlich auch eine Halbierung oder Viertelung der Dosis möglich. Auch wenn die Lektüre bitter aufstoßen sollte, ist es nötig, die ganze Dosis einzunehmen – gerade dann.

Patienten und solche, die es nicht so schnell werden wollen, sollten zu kleineren Dosierungen greifen. Es geht schließlich um ihr Leben, zumindest aber um ihr Wohlbefinden. Deshalb sollten Sie sich die Teile, die Ihnen schmecken, besonders gründlich auf der Zunge zergehen lassen. Die Checklisten »Wie behandele ich meinen Arzt« und »Gute Arztpraxen und Krankenhäuser erkennen« können auch in Anwesenheit eines Mediziners eingenommen werden.

Medizinfunktionäre und andere hauptberufliche Arztdarsteller stellen eine eigene Risikogruppe dar, denn sie sind dafür bekannt, besonders häufig allergische Reaktionen und einen beschleunigten Puls zu entwickeln, wenn sie meine Bücher lesen. Das macht nichts, es trägt auch zu ihrem Genesungsprozess bei. Um zu verhindern, dass die Reaktionen allzu heftig ausfallen und eventuell sogar in selbstschädigendes Verhalten münden, hilft es, wenn Medizinfunktionäre und hauptamtliche Standesvertreter nur über das Buch reden, wenn sie es auch gelesen haben. Das ist eine evidenzbasierte Empfehlung, die sich auch bei vielen anderen Büchern bewährt hat.

Risiken und Nebenwirkungen: Wenn Sie dieses Buch gelesen haben, kann es sein, dass Sie hinterher mit Ihrem Arzt noch zufriedener sind als zuvor. Diese erwünschte Nebenwirkung ist beabsichtigt, wird aber leider nicht immer eintreten. Es besteht im Gegenteil sogar das Risiko, dass Sie nach der Lektüre unzufriedener sind. Im Extremfall kann es sogar vorkommen, dass Sie akut den Arzt wechseln wollen. Womöglich irritiert Sie dieses Buch unmittelbar, langfristig werden Sie jedoch merken, welchem Arzt Sie sich anvertrauen können und was Sie sich nicht mehr gefallen lassen wollen.

Warnhinweis: Achtung! Dieses Buch kann Sie massiv verunsichern. Manche Ärzte werden Ihnen deshalb von der Lektüre abraten. Auf die Lektüre zu verzichten wäre allerdings nicht richtig, denn Verunsicherung ist segensreicher als falsche Gewissheiten. Die Entscheidung liegt bei Ihnen.

Im Wartezimmer

Was machen wir denn jetzt mit Ihnen?
Wie groß ein kleiner Unterschied sein kann, was dem Patienten wichtig ist, wann Ärzte unsicher sind und wie sie sich nicht entscheiden können

Es ist erst ungefähr drei Monate her, da kam ein guter Freund ganz begeistert vom Arzt zurück. »Es ist ein so großer Unterschied – und doch ist er so klein«, sagte er. Der sportliche Mittdreißiger hatte jedes Mal Kniebeschwerden, nachdem er joggen gegangen war. Jetzt war er beim Orthopäden gewesen. Der hatte ihm aufmerksam zugehört, ihn ernst genommen und ihm dann auf verständliche Weise erklärt, welche Möglichkeiten der Behandlung es gebe und was die nächsten Schritte wären. »Der Besuch im Sprechzimmer hat genauso lange gedauert wie bei der Ärztin, bei der ich vorher war.«

Als die Kniebeschwerden begonnen hatten und nicht besser wurden, war der Mann zunächst zu einer Orthopädin gegangen. Sie wirkte die ganze Zeit verunsichert und fahrig; so, als ob sie ihm nicht zuhören würde und auch nicht so recht wüsste, was sie machen sollte. Sie konnte ihm nicht sagen, ob er nun weiter Sport machen dürfe oder besser nicht – doch genau das war für ihn eine entscheidende Frage.

Und als es zur Therapieentscheidung kam, sagte sie nicht, was sie für richtig hielt, sondern fragte ihn, den Patienten: »Was machen wir denn jetzt mit Ihnen – das Knorpelmittel oder doch das gute alte Kortison?« Der Mann zuckte die Schultern, die Ärztin spritzte Kortison. Die Beschwerden besserten sich nicht, und die Behandlung war sogar fehl am Platz, wie sich später herausstellte.

So ein interessanter Beruf
Wie sich ein Arzt kaum für seinen Patienten interessiert, warum plötzlich die Blutproben nicht mehr zu finden sind und wie schön es sein muss, einen aufregenden Arbeitgeber zu haben

Ein anderer Bekannter, ein anderer Arzt, nur wenige Wochen liegt der Fall zurück: Der Neununddreißigjährige hatte im Jahr zuvor eine lästige Rippenfellentzündung gehabt. In diesem Jahr litt er an einer äußerst hartnäckigen Erkältung. Da ihm der Arzt im vergangenen Jahr schon gesagt hatte, dass die Rippenfellentzündung auf verschleppte Infekte zurückzuführen sein könnte, suchte er jetzt wieder einen Arzt auf. Als dieser erfuhr, welchen interessanten Beruf der Mann hatte, wollte er mit ihm nur noch über seine Arbeit reden. Er vergaß die Bedürfnisse des Patienten, empfahl ihm aber am Ende umfassende Impfungen, die er jedoch selbst bezahlen möge.

Da der Mann nicht mehr wusste, wogegen er schon geimpft war, schlug der Arzt eine Blutanalyse vor, um den Impfschutz zu überprüfen. Ein paar Tage später kam der Mann wieder in die Praxis. Der Arzt fragte ihn, was er wolle, um dann als Erstes wieder auf den ach so interessanten Beruf des Patienten zu sprechen zu kommen. Der Patient musste ihn daran erinnern, dass es um die Blutanalyse ging, zudem sorge er sich noch immer um die verschleppte Erkältung.

Der Arzt musste eingestehen, dass die Blutproben leider in seiner Praxis verlorengegangen waren und er daher den

Impfschutz nicht genau bestimmen könne. Das schien den Mediziner aber nicht weiter zu beschäftigen. Denn sofort sprach er wieder davon, wie toll es doch sein müsse, einen solchen Arbeitgeber wie der Patient zu haben.

Das muss weg

Warum das Handtuch nach dem Duschen blutig ist, weshalb ein Mann sein letztes Stündlein kommen sieht, wieso er immer wieder operiert werden muss und wie prima doch alles nach dem Eingriff aussieht

Ein anderer Freund, ein anderer Arzt, eine andere Stadt. Es war im vergangenen Sommer: Wenn er aus der Dusche stieg, merkte der Mittvierziger in letzter Zeit regelmäßig, dass sein Handtuch nach dem Abtrocknen ein bisschen blutig war. Eine kleine Stelle neben der Nase, nicht größer als ein Pickel, heilte einfach nicht richtig zu. Der Mann war eigentlich nicht sehr beunruhigt, aber nach ein paar Wochen ging er doch zum Hausarzt. Der sagte: Nehmen Sie sich irgendwann demnächst mal zwei Tage frei, das muss herausgeschnitten werden. Der Mann schaute ungläubig, der Dermatologe wurde deutlich – und zwar überdeutlich: »Das ist weißer Hautkrebs, ein Basalzellkarzinom. Das muss weg«, sagte er.

Die drastische Wortwahl ließ meinen Freund aus allen Wolken fallen. Krebs, Karzinom – er glaubte, sein letztes Stündlein habe nun bald geschlagen. Seine drei Kinder waren noch jung, er nahm gar nicht mehr wahr, als der Arzt ihm erzählte, dass die Operation meistens gut ausginge und danach kein Grund zur Sorge mehr bestünde.

Ich war wütend, als mir mein Freund von dem Gespräch erzählte. Denn die Begriffe »weißer Hautkrebs« und »Karzinom« hatten ihn sofort an das Schlimmste denken lassen – an Krebs, mit Metastasen, langwierigem Siechtum und qualvollem Tod.

Das Basaliom, wie Ärzte das Hautleiden Patienten gegenüber nennen sollten, hat zwar bösartige Anteile, doch Mediziner bezeichnen es als »semi-maligne«. Denn es wächst zwar in die Umgebung ein, bildet aber nur äußerst selten Metastasen. Wenn es herausgeschnitten wird, ist die Wucherung beseitigt und der Patient nahezu immer komplett geheilt.

So gut ging es dann doch nicht aus, was aber weniger an der Erkrankung als an der Behandlung lag. Vier Operationen waren in kurzer Zeit nötig. Zweimal war das Basaliom vom Operateur nicht im Gesunden entfernt worden, er musste deshalb jedes Mal erneut zum Skalpell greifen und ein etwas größeres Stück Haut entfernen. Nach dem dritten Eingriff infizierte sich unglücklicherweise die Wunde, und der Patient reagierte zudem noch allergisch auf die Antibiotika, die er bekommen hatte. Sein Gesicht war ziemlich stark geschwollen, ein dicker Verband bedeckte die eine Hälfte fast vollständig.

So etwas kann passieren, dahinter muss kein ärztlicher Behandlungsfehler stecken. Was meinen Freund jedoch immer wieder wütend machte, war das Verhalten der Ärzte nach den Komplikationen, etwa während der Visite. Sie übertrieben maßlos und sagten permanent, wie toll sein Gesicht schon wieder aussehe. »Mensch, ist ja prima geworden«, versuchte ein Arzt ihn jedes Mal ebenso stereotyp wie unpassend aufzumuntern.

Gelegentlich sprach mein Freund die Ärzte darauf an, warum es gerade bei ihm so viele Komplikationen gegeben habe. »In 4 Prozent der Fälle kommt es zu einer Infektion«, sagte der Arzt dann jedes Mal bloß. Ein mögliches Missgeschick, eigenes Verschulden gar oder auch nur ein Ausdruck des Bedauerns über den unglücklichen Verlauf wurden teilnahmslos hinter der Statistik versteckt.

Jetzt, fast ein halbes Jahr nach den Eingriffen, sieht man immer noch die Schwellungen und Narben im Gesicht meines Freundes.

★

Drei Menschen aus meinem Freundes- und Bekanntenkreis, die im vergangenen Jahr Rat und Hilfe bei Ärzten suchten – in allen drei Fällen waren ihre Reaktionen auf die Erfahrungen mit den Ärzten Unzufriedenheit, Enttäuschung, Verunsicherung, manchmal Wut und Ärger. Dabei litten und leiden alle drei nicht an schweren, chronischen Erkrankungen, alle drei sind wieder geheilt, es geht ihnen gut. Keiner der drei hat gegen seinen Arzt geklagt, sie haben sich nicht mal bei ihnen beklagt, sondern nur nachgefragt. Es geht auch in keinem dieser drei Fälle um schwerwiegende Behandlungsfehler – diese unbefriedigenden Erlebnisse mit Ärzten tauchen in keiner Umfrage und keiner Statistik auf.

Manchmal liegt es auf der Hand, was Ärzte im Umgang mit ihren Patienten besser machen können. Manche Ärzte praktizieren schon lange eine Medizin, in der die Patienten im Mittelpunkt stehen. Manche Ärzte machen vieles richtig. Viele aber auch nicht. In diesem Buch soll deshalb geschildert werden, woran die Medizin krankt, was Patienten wollen und woran man einen guten Arzt erkennt. In diesem Buch werde ich viele Anregungen aufnehmen und vertiefen, die ich durch die inzwischen über fünfhundert E-Mails erhalten habe, die mir Leser als Reaktion auf das *Ärztehasser-Buch* schickten und in denen ich oft mit weiteren erstaunlichen Gegebenheiten aus dem Alltag von Patienten und Ärzten konfrontiert wurde. Das Bild, das auf diese Weise gezeichnet wird, ist bestimmt nicht repräsentativ, aber es besteht immerhin aus etwa fünfhundert Stimmen – auch wenn nicht alle hier zu Wort kommen können.

So ein Saustall

Wo es unglaubliche Mängel gibt, was man schlicht als kriminell bezeichnen müsste und wie es einem Pizzabäcker ergehen würde

Sehr geehrter Herr Bartens,
das, was Sie in Ihrem *Ärztehasser-Buch* schildern, hat mich alles andere als umgehauen, denn das ist ja noch lange nicht alles. Das Ausmaß der Missstände unseres überteuerten Gesundheitswesens und der Pfusch, den wir alle zahlen, sind weitaus größer.

Seit zwei Jahren versuche ich beruflich, die Qualität in der Medizin zu verbessern – fast vergebens! Es ist absolut unfassbar, mit welcher Arroganz, Ignoranz und Dummheit die »Götter in Weiß« Handlungsweisen verteidigen, die andere schlicht als kriminell bezeichnen würden, weil sie sich fast immer blind darauf verlassen können, dass sie von ganz oben gedeckt werden. Als ich neulich mit einem Facharzt die in seiner Praxis gefundenen Mängel diskutieren wollte, fragte ich ihn, wie er denn das bei Behördenkontrollen erklären wolle. Darauf klärte er mich darüber auf, dass sein Fachverband seitens der Bezirksregierung die Zusicherung habe, es würden keine Kontrollen stattfinden. Er sehe da keinen Handlungsbedarf!

Was ich während meiner Arbeit an Gesetzesverstößen sehe, würde in jeder zweiten Praxis zumindest zu Bußgeldern führen – gäbe es denn Kontrollen. Jeder Pizzabäcker würde seine Bude geschlossen bekommen, hätte er auch nur annähernd so einen Saustall beisammen, wie so mancher Arzt in seinen Räumen. Wir geben in Deutschland unglaublich viel Geld für die Überwachung unserer Straßenverkehrsordnung aus, aber im Gesundheitswesen vertraut man blind auf den lieben Gott und seine unzähligen Helfer in Weiß.

Mit freundlichen Grüßen,

XX XXX (Mitarbeiterin im Gesundheitswesen)

Das ist nicht so schlimm, das geht wieder weg

Was eine ältere Dame während der Visite erlebt, wann man nichts mehr machen kann und wer sich ein Leben lang Vorwürfe machen wird

Sehr geehrter Herr Bartens,

Ihr Buch erinnert mich sehr daran, was meine Mutter immer sagte: »Die Ärzte können nur von mir lernen, will heißen, sie haben auch nicht immer die Lösung.« Sie wurde fünfundneunzig Jahre alt. Als sie mit vierundneunzig krank wurde, kam sie öfters in Krankenhaus. Da wollten die Krankenhausärzte meiner Mutter noch einen Herzschrittmacher verpassen und waren beleidigt, als ich ihnen sagte, das sei bestimmt nicht im Sinne meiner Mutter. Dann sagte meine Mutter immer: »Ich bin nicht blöd, aber die Ärzte meinen, ich sei es.«

Sie erklärte es mir dann so: Wenn die Visite kam, wurde sie etwas gefragt. Da sie ja so alt war, dauerte es ein bisschen, bis sie sich äußern konnte. Aber darauf wartete niemand! Bevor sie eine Antwort geben konnte, war der ganze Tross schon weg. Die ist ja alt und doof, so hatte meine Mutter das Gefühl. Als sie 2004 nochmals ins Krankenhaus kam und nach einer Woche wieder raus, sagte sie zu mir: »Ich will nicht mehr ins Krankenhaus, ich habe genug gesehen und wie man behandelt wird, doch ich will nicht darüber sprechen.« Zu ihr sagte ich dann: »Mama, ich verspreche es dir, du wirst niemals mehr in ein Krankenhaus kommen.«

An meinem Geburtstag schlief sie dann ein, und wir hatten sie noch drei Tage zu Hause aufgebahrt. Unsere Enkelkinder brachten ihr Blumen und Nüsse, damit sie auf dem Weg was hat, und wir sprachen mit ihr. Wir grillten wie üblich, und es wäre keiner in der Nachbarschaft auf den Gedanken gekommen, dass wir in unserer Wohnung eine Tote haben.

Mein Mann ist zweiundachtzig Jahre und hat eine chronische Lungenerkrankung, und wenn er fragt, ob es nicht was gebe, heißt es sehr liebenswürdig: »Ja, wie alt sind Sie jetzt, zweiundachtzig? Nun ja, Sie wissen schon, da kann man nicht viel machen mit Ihrem Alter. Sie haben alles, was Sie brauchen.«

Eine andere Geschichte in unserer Familie: Meine Schwägerin ging IMMER zu jeder Vorsorgeuntersuchung. 2003 suchte sie ihren Frauenarzt auf und sagte, bei ihr sei was nicht in Ordnung. Der fand nichts und sagte, sie solle nach Hause gehen. Vielleicht sind ihre Zähne schuld, also zum Zahnarzt. Doch die Beschwerden verflogen nicht, sie wurde dann zum Urologen schickt, der fand nichts. Es war ein Weiterreichen nach dem Motto: Nicht schon wieder die! Ein Arzt sagte, ja, da ist etwas Wasser im Bauchraum, aber das ist nicht so schlimm, das geht wieder weg, ich kann nichts finden. Damit meine Schwägerin nach Meinung der Ärzte endlich Ruhe gab, wurde sie ins CT geschickt. Kann nichts erkennen, sagte der Arzt!

Doch die Beschwerden blieben, und sie wurde immer hinfälliger. Sie konnte fast nicht mehr sitzen, essen. Weil sie keine Ruhe gab, wurde sie nochmals ins CT geschickt, dieses Mal sagte der Röntgenfacharzt: »Da ist etwas. Suchen Sie sofort ein Ärztehaus aus, wo Sie gemeinsam von allen betreut werden.«

Eine Woche später wurde sie aufgeschnitten und sieben Stunden wegen völliger Verkrebsung operiert. Seitdem kämpft sie ums Überleben und hat fast zwanzig Chemos hinter sich. Sie schrieb ihrem Arzt einen Brief, und er schrieb zurück, er müsse mit seiner Fehldiagnose bis zu seinem Lebensende leben, es tut ihm leid!

Sie werden sicherlich viele ähnliche Briefe bekommen.

Danke dafür,

Mit freundlichen Grüßen

XX XXX (Angehörige)

Gefühlskalt

Was eine junge Frau in einem renommierten Krankenhaus erlebt und was sie für gesundheitsschädlich hält

Sehr geehrter Herr Bartens,
vielen, vielen Dank für Ihr wahrlich heilsames Buch! Habe als Patientin gerade genau diese Erfahrungen gemacht in XXX, wo ich wohne und wo ich an einer Lungenentzündung erkrankte. So eine gefühlskalte junge Ärztefront wie in diesem angeblich so renommierten Hause ist mir noch nie begegnet. Das war unglaublich entwürdigend, traurig und deprimierend. Und keineswegs gesundheitsfördernd.

Alles Gute auch für Ihr Buch!

Beste Grüße,

XX XXX (Patientin)

Abgesagt und aufgeschoben

Wie oft der OP-Termin einer Patientin sich ändert, wie sie ohne Erklärungen entlassen wird und was »stumme Schmerzen« sind

Sehr geehrter Herr Bartens,
ich musste mich aufgrund eines Arbeitsunfalls am Sprunggelenk operieren lassen. Beim ersten Termin wurde ich kompetent und freundlich von den Ärzten untersucht, behandelt und beraten. Termin für die Aufnahme: Freitag. Als ich einen Tag vor der Aufnahme wie besprochen anrief, wurde der Termin gestrichen und mir gesagt, sie melden sich nächste Woche. Am nächsten Morgen dann ein Anruf: nun doch Freitag Aufnahme, Dienstag OP.

Die Untersuchungen bei der Aufnahme waren freundlich und kompetent. Dass man mir Unterlagen für eine Knie-OP zusammengestellt hatte, war nur ein kleiner Fehler. Leider war der Aufenthalt auf Station total chaotisch. Zunächst wurde ich für die OP für 7 Uhr nüchtern bestellt. Beim Eintreffen die Mitteilung, dass auf morgen verschoben und heute um 11.30 Uhr nur erneut Kernspin und Röntgen gemacht wird, um das Vorgehen bei der OP zu bestimmen; eine stationäre Aufnahme und mein Erscheinen um 7 Uhr wären dafür nicht notwendig gewesen.

Am nächsten Tag war ich bis 14 Uhr nüchtern geblieben, dann kam die erneute Absage der OP. Am dritten Tag bei der Visite wurde gesagt, okay, gleich OP. Dann kam kurz vor der OP der Oberarzt und sagte, das OP-Besteck für meinen Knöchel sei defekt, OP abgesagt, ich könne das Wochenende nach Hause gehen, und sie melden sich Montag.

Nach drei Tagen auf der Station und vergeblichem Warten auf einen OP-Termin, war ich mit den Nerven total fertig. Es wurden unnötige Kosten verursacht. Ich hatte auf der Station das Gefühl, als sei ein Sprunggelenk eine zu kleine Sache und man nähme meine Schmerzen und Probleme nicht ernst – warum wurde ich aufgenommen und nicht an eine andere Stelle verwiesen?

Eine Woche nach dem ersten geplanten Termin war die OP. Es schien, als könnte ich nun nicht schnell genug wieder entlassen werden. Die OP wurde mir nur widerwillig und genervt und nur auf Nachfragen anhand der neuen Bilder erklärt. »Das Gespräch nach der OP wird das wichtigste sein«, sagte man vorher. Welches Gespräch? Die zwei Minuten zwischen Tür und Angel?

Es ging mir noch nicht gut, mit Schwindel und Schmerzen bin ich Freitag entlassen worden – man sagte unfreundlich bei der Visite: »Sie sind ja immer noch da!« Es wurde genervt über meine Gesundheit geredet, und Fragen wurden nur ungenügend beantwortet, Informationen zur weiteren Behandlung und dem Verhalten zu Hause hat es nicht gegeben.

»Sechs Wochen null Belastung und an Thrombosespritzen denken«, war das Einzige, ohne Unterlagen – und das, wo ich zu Hause allein auf einem Bein auf mich gestellt bin. Auf meine Nachfrage, ob ich noch einmal wiederkommen sollte, folgte dann erst die Information: Nachsorgetermin in sechs Wochen. Keine Info: Was muss ich nun tun, wie heißen meine Medikamente und Thrombosespritzen, wie setze ich diese (das hat mir keiner gezeigt), wann werden die Fäden gezogen, Fuß weiterhin hochlegen? Zur »Endvisite« wurde die operierte Stelle nicht mehr angeschaut und das Pflaster nicht einmal mehr gewechselt.

Ein Arbeitsunfall hatte die Behandlung notwendig gemacht. Ich bin ein sportlicher Mensch. Mein Sprunggelenk war in Ordnung, keinerlei Schmerzen – alles war okay! Keine hohen Schuhe mehr, kein Sport, weil immer Schmerzen da waren. Am Tag der Entlassung bekomme ich bei der Visite in einem Nebensatz mitgeteilt, es wäre eher unwahrscheinlich, dass es sich bei meinem Problem um die Folgen dieses Unfalls handeln soll. Keine Antwort seitens des Arztes, der auch schon wieder aus dem Zimmer war. »Stumme Schmerzen« sollen es vorher gewesen sein – sehr komisch …

Eine Informationsliste wäre sinnvoll, mit der man sich im Krankenhaus und danach zu Hause zurechtfinden würde. Wo aufgeführt wäre, was man in welchem Fall zu tun und zu lassen hätte etc. Es ist klar, dass es keine einheitliche Agenda geben kann, aber es sind doch sicher immer wieder die gleichen Dinge zu beachten. Einige Fragen der Patienten könnten so schon beantwortet werden und Ärzte und Pflegepersonal entlasten.

Die sich verabschiedende Freundlichkeit, je länger jemand im Beruf war, ließ sich in dieser Zeit auf der Station leider sehr gut beobachten. Interessant war auch der Nachsorgetermin: Der besagte Oberarzt hat mich ignoriert, ein mir unbekannter Kollege musste mich behandeln (der aber leider auch wieder nicht über den Knöchel Bescheid wusste). Der Professor hat sich dafür meinen Knöchel angeschaut, aber zu den Schilderungen aus seiner Klinik hat er keine Stellung genommen. In drei Wochen muss ich nochmals hin – ich habe ja leider noch immer Schmerzen … aber Reha? Nein, dafür ist die Sache (trotz zwei Monaten, die ich krankgeschrieben war) doch viel zu klein.

Herzlichen Dank

XX XXX (Patientin)

Offene Fragen

Was sich nicht erklären lässt und auch nach langer Suche immer noch auf eine Antwort wartet

Hallo Herr Dr. Bartens,

mit Interesse habe ich über Ihr *Ärztehasser-Buch* gelesen. Ich bin langjähriger »Experte« im deutschen Gesundheitswesen – wider Willen ;-)

In diesem Zusammenhang bin ich schon seit längerem auf der Suche nach Antworten auf folgende Fragen:

1) Wer vertritt eigentlich die Interessen der Patienten?

2) Warum gibt es in dem komplexen System Gesundheitswesen keine Selbstkontrolle (wie zum Beispiel Patientenfeedback, objektive Qualitätssicherung, kontinuierliche Verbesserungsprozesse, Trennung von Diagnose und Therapie etc.)?

3) Warum gibt es keine objektiven Informationen über Qualifikation und die Qualität von medizinischen Dienstleistern?

Mit freundlichen Grüßen
XX XXX (Patient)

Wie ein dummes Kind

Wie sich ein Patient herumgeschubst vorkommt und sich fragt,
wie es erst den gesetzlich Versicherten geht

Hallo,
2005 bin ich zweimal operiert worden (mit anschließendem Aufenthalt im Krankenhaus von vier Tagen), das zweite Mal war alles sehr korrekt, über die Behandlung kann ich nicht klagen, aber das erste Mal war grässlich. Wenn man so herumgeschubst wird und angemacht, fühlt man sich wie ein entmündigtes dummes Kind. Und ich bin Privatpatient, wie geht das erst den kassenärztlichen?

XX XXX (Patient)

Im Sinne der Patienten

Wer besser nicht die Kranken operieren sollte und
was das Peter-Prinzip ist

Sehr geehrter Herr Dr. Bartens,
wenn ich Sie richtig verstanden habe, bedauern Sie es, dass häufig nicht der beste Operateur auch Chefarzt wird. Diese Meinung kann ich nicht ganz teilen, da es m.E. besser ist, dieser »beste Operateur« steht den Patienten zur Verfügung und wird nicht als Chefarzt mit Verwaltungskram zugepackt, der dafür auch weniger operieren darf oder muss.

Sie kennen sicher das sogenannte »Peter-Prinzip oder die Hierarchie der Unfähigen«, dessen Kernsatz lautet: Nach einer gewissen Zeit wird jede Position von einem Mitarbeiter besetzt, der unfähig ist, seine Aufgabe zu erfüllen. Denn der »beste Operateur« muss nicht unbedingt ein ebenso guter Chef und Leiter sein. Drum bleibe er uns Patienten als Operateur erhalten.

Mit freundlichen Grüßen
XX XXX (Patient)

Lästiger Störfaktor

Wo es Unmenschlichkeit, Abstumpfung und Ignoranz gibt

Hallo Herr Bartens,
ich habe auch jahrelang in einer Praxis und in einem Krankenhaus gearbeitet und kenne beide Seiten.

Ich bin nun seit ein paar Jährchen nicht mehr dort tätig und möchte auch nicht mehr in diesen Strudel der UN-

MENSCHLICHKEIT UND IGNORANZ mancher Ärzte geraten.

Die Verrohung und das Abstumpfen unter Ärzten und diversen medizinischen Pflegekräften sind schon sehr groß. Meine Wenigkeit wurde des Öfteren auch als lästige Patientin beziehungsweise Störfaktor im System degradiert.

Sonnengruß

XX XXX (Patientin)

Nicht ernst genommen

Wann Ärzte eine Patientin aus der Praxis werfen, wo jedes Verständnis fehlt und die Schmerzen groß sind

Ich selbst habe leider in letzter Zeit viele unglückliche Erfahrungen mit Ärzten gemacht und bin der Verzweiflung ziemlich nahe. Ich weiß nicht, ob ich jemals wieder einem Arzt trauen kann.

Stellen Sie sich vor, Sie wissen, was Ihnen fehlt, was Sie brauchen, und teilen es den Ärzten mit, und Sie werden nicht ernst genommen, werden aus der Praxis geworfen, dann versuchen Sie sich einem anderen Arzt anzuvertrauen, der nimmt Sie auch nicht ernst, schiebt letztendlich Ihre Beschwerden auf Ihre Psyche und will Ihnen einen Therapieplatz vermitteln. Sie haben Schmerzen, wissen nicht mehr, was Sie machen sollen.

XX XXX (Patientin)

Reine Privatsache

Was einer Patientin in Rechnung gestellt wird, weil sie privat versichert ist, wo sie überall untersucht wird und welche Qualifikation ein Chefarzt hat

Sehr geehrter Herr Dr. Bartens,
im Frühjahr war ich drei Wochen in der Klinik zu einer Reha nach einer Hüftgelenksersatz-OP. Da ich privat versichert bin, kam ich wie selbstverständlich zum Chefarzt. Dieser führte während meines dreiwöchigen Aufenthalts zahlreiche Ultraschalluntersuchungen bis hin zu den kleinsten Finger- und Zehenknöchelchen durch, die völlig überflüssig waren, da sie außer einer Diagnose und seiner eigenen Freude an den Bildern nichts brachten. Diese Art der »Behandlung« war auch Gesprächsthema unter den Privatpatienten, die sich alle über diese unnötigen Untersuchungen ärgerten, weil sie dahinter die reine Geldmacherei spürten.

Dann kam die Rechnung: Dort fand ich außer den vielen Ultraschalluntersuchungen auch die gesamte Physiotherapie, die der Chefarzt mir verordnet hatte, nochmals aufgeführt, obwohl sie mit dem Tagessatz der Klinik abgegolten war. Im Ganzen 493 € für Leistungen, die nicht der Chefarzt, sondern die Klinik erbracht hatte! Auf meine Beschwerde bei der Verrechnungsstelle, die die Rechnung erstellt hatte, bekam ich von der Sachbearbeiterin die Auskunft, dass der Chefarzt diese nicht erbrachten Leistungen in Rechnung stellen dürfe, da er auch den Facharzt für rehabilitative Medizin besitze. Zu meiner Verwunderung haben sowohl die Beihilfe als auch meine Versicherung ohne Nachfrage bezahlt.

Ich habe dann an den Chefarzt geschrieben, dass ich vermute, dass er diese Summe an die Klinik abführen müsse, worauf er mich anrief und mir nochmals erklärte, dass seine Fortbildung zum Facharzt für rehabilitative Medizin damit honoriert werde, dass er diese zusätzlichen Einnahmen berechnen dürfe.

Finden Sie das in Ordnung? Ich bezahle ja jeden Handwerker sofort, wenn er eine Leistung erbracht hat, aber in diesem Fall gab es keine! Seit der Gesundheitsreform stürzen sich manche Ärzte (nicht alle!) auf die Privatpatienten mit überflüssigen, unnützen Untersuchungen, die Geld bringen. Wenn die Versicherung das bezahlt, hat man eigentlich keinen Grund, sich zu beschweren, denken die meisten. Aber die Prämien steigen dadurch dauernd – und außerdem ist dieses Vorgehen unseriös. Kann man da nichts machen? Zuerst wollte ich mich an die Ärztekammer wenden, aber »eine Krähe hackt der anderen kein Auge aus«, das schien mir von vorneherein aussichtslos. In jedem Fall fände ich dieses Vorgehen berichtenswert, damit Privatpatienten kostenbewusst denken lernen.

Mit freundlichen Grüßen
XX XXX (Patientin)

Gesundheits-Mechatroniker

Wie Ärzte auf zarte Nachfragen reagieren, was Wadenwickel bei einer Todkranken ausrichten sollen und warum man gleich in die Taiga gehen kann

Sehr geehrter Herr Dr. Bartens,
da ich im Juni dieses Jahres meine Lebensgefährtin durch ihre

Krebserkrankung verlor, musste ich leider einige Erfahrungen mit den Damen und Herren in Weiß machen. Auch in diesem traurigen Fall gab es einige Vertreter dieses Berufsstandes, denen man lieber den Titel »Gesundheits-Mechatroniker« geben sollte. Man hatte manchmal den Eindruck, als hätte man sein Auto zur Inspektion plus zusätzlicher Reparaturarbeiten in die Werkstatt gegeben. Wagt man eine schüchterne Anfrage, so bekommt man mit voller Wucht den Vorwurf, dass man nicht selbst draufkommt, dass die Patientin schwer krank sei und an dieser Krankheit bald sterben werde.

Während der vorausgegangenen zwei Jahre wurde man auf Nachfrage immer mit Zweckoptimismus »sediert« und bekam Plattitüden wie »Das wird schon, wir haben unser Pulver noch lange nicht verschossen!« serviert. In solch einer verzweifelten Situation würde man sogar Väterchen Jakubowitsch aus Sibirien glauben, der behauptet, das Wässerchen aus seiner eigenen Quelle hätte schon Todkranke wieder zu Holzfällern kuriert (»Schau mal in die Taiga, Briederchen«).

Ein Spezialist hatte meiner Partnerin 2005 bei einer beginnenden Lungenentzündung bei einer Körpertemperatur von 40 Grad Wadenwickel empfohlen. Und dies bei einer Patientin, die er selbst ein paar Tage vorher mir gegenüber als todkrank bezeichnet hatte. Nun ja, die Erkenntnisse sind ja auch einem Wechsel unterworfen.

Mit freundlichen Grüßen

XX XXX (Angehöriger)

Viel zu human

Was nach einem missglückten Fallschirmsprung passieren kann,
wie schnell man als Patientin wieder aufstehen können sollte und
wie man mit brüllenden Chefärzten umgeht

Sehr geehrter Dr. Bartens,

das absolute HORRORSZENARIO, wie ich es seit Jahren nicht nur als OP-Schwester erlebe, sondern auch aus der Perspektive eines Patienten beschreiben kann: als Patient mit einem Polytrauma (nach Fallschirmsprung), das mich nahezu drei Jahre und mehrere Operationen und Koma kostete. Leider besaß ich zu jener Zeit noch keinerlei medizinische Kenntnisse, war mitunter auch viel zu schwach, um mich zur Wehr zu setzen. Ich hörte in der Klinik unangebrachte Sprüche, wie »wenn Sie freiwillig aus einem Flugzeug springen, werden Sie wohl auch ohne weiteres aufstehen können«, wozu ich nach dem Koma nicht sofort in der Lage war.

Dass man mich aus dem Bett riss, mir die Hilfestellung verweigerte, zog schreckliche Konsequenzen nach sich – ich stürzte. Ob Pflegepersonal oder Ärzteschaft, ich war einfach schockiert, da man die operative Behandlung meiner vielen (Trümmer-)Frakturen unterversorgte, weder die Frakturen beider Vorderfüße bemerkte noch notwendigen Behandlungen nachkam (Kompressionsstrümpfe). Die Unterversorgung hatte weitere Operationen zur Folge.

Was mich später an meiner Arbeit auf Station erstaunte, war die Tatsache, dass sich meine Kollegen jeglichen Kompetenzen verweigerten, Verantwortung von sich wiesen, wobei sich das Argument, das sei »Arztaufgabe«, zum Standardsatz entwickelte. Die Ausbildung war für mich der absolute Horrortrip. Nicht nur, dass das Benehmen, Verhalten und auch das Miteinander im Teamwork zu wünschen übrig ließen, nein, was mich regelrecht schockierte, was ich nicht einmal habe erahnen können, war dieses menschenunwürdige Verhalten Patienten gegenüber.

Ich kann und will es nicht als Desinteresse, Gleichgültigkeit oder »verfaulte« Arbeitsmoral abtun. Mir hielt man (schwarz auf weiß) in den Beurteilungen vor, dass ich viel zu human und insofern für diesen Job nicht geeignet sei. Der Weg, den ich beruflich dann beschritt, erschien mir, als sei ich vom Regen in die Traufe geraten. Ich war eingetaucht in die trüben Gewässer menschlichen Verhaltens, in das Feuerwerk von Eitelkeiten.

Man gerät an Grenzen der Resignation, die nicht nur aus den mitunter katastrophalen Umständen vieler Kliniken resultieren, gravierend oft sind hier zwischenmenschliche Beziehungen, Missgunst, Neid und Konkurrenzverhalten an der Tagesordnung, von Hierarchieproblemen möchte ich nicht sprechen. Sachliche Umgangsformen sind das Mindeste, was man erwarten darf. Erregte Gemüter sind im OP nichts Besonderes, doch differenzieren sich diese von den Cholerikern.

Ein Chefarzt, bullig wie ein Bär, arrogant, herrschsüchtig und cholerisch. Sein tägliches Bestreben schien darin zu bestehen, nicht nur seine Assistenzärzte zu schikanieren, das gesamte OP-Personal samt Anästhesisten duckte sich vor ihm, grenzen- und widerstandslos. Ich war baff, kapierte einfach nicht, dass ihm niemand Einhalt gebot, dass niemand sein Gebrülle zu unterbrechen in der Lage schien. Schreiend, tobend und total außer sich geraten pöbelte er mich an, womit der Zeitpunkt erreicht war, dass ich mich nicht mehr beherrschen konnte.

Ich brüllte in seiner Tonlage zurück, ob er in seinem Leben schon jemals hat ein freundliches Wort über seine Lippen fließen lassen, und schloss die Tür von außen. Seit jenem Tag hatte ich bei ihm, erstaunlicherweise, »einen Stein im Brett«. Meinen in dieser Hinsicht gewonnenen Erfahrungsstatus habe ich inzwischen zum Anlass genommen, die Nebenwirkungen der grünen Männchen und Weibchen im OP zu dokumentieren.

Mit freundlichem Gruß
XX XXX (OP-Schwester und Patientin)

Der größte Feind des Arztes
Was man im Krankenhaus besser nicht tun sollte und
wann keine Kraft mehr da ist

Sehr geehrter Herr Bartens,
vieles von dem, was Sie beschreiben, ist leider wahr, und ich bin nicht ganz sicher, ob ich es hätte wissen mögen, wenn ich es nicht in den zehn Jahren der Pflege leider sehr intensiver Kontakte mit Kliniken, Ärzten verschiedener Bereiche selbst erlebt hätte.

Was ich ohne Frage sofort und absolut unterstreichen kann: Der größte Feind des Arztes ist der Angehörige, nicht der, der den Mund nicht aufmacht, vor Ehrfurcht zittert und nickt, nein, der, der fragt, hinterfragt, wie Sie so schön schreiben, der, der sich so manches angelesen hat, anlesen musste, da einem nichts, aber auch gar nichts erklärt wird.

Ja, das war eine harte Zeit, und wie es so kommen musste, ist meine Schwester auch im Krankenhaus gestorben. Erst sollte sie entlassen werden, war angeblich genesen nach ein paar Tagen – und dann nach einer Woche tot.

Ich hatte keine Kraft mehr, es war während der einen Woche schon alles so anstrengend und so unglaublich – aber dieser ständige Kampf ist sehr schwer, gerade in solch einer besonderen Situation. Da habe ich mich, nachdem es einfach innerhalb von drei Tagen klar war, sie wird sich nicht mehr erholen, lieber auf intensivste Weise um meine Schwester gekümmert, was sehr gut war.

Herzliche Grüße
XX XXX (Angehörige)

Die Neun-Minuten-Visite

Wer mitgeht, wenn der Chefarzt kommt, wie schnell manche Mediziner fliegen können und welche Zeit für dreiunddreißig Patienten nötig ist

Hallo Herr Bartens,
ich bin selbst Krankenschwester, und mir kam vieles sehr bekannt vor. Leider glaubte mir aus dem Freundes- und Verwandtenkreis kaum jemand etwas, wenn ich solche Erlebnisse aus dem Krankenhaus erzählte, wie Sie sie im Buch beschreiben. Mittlerweile arbeite ich nicht mehr in der Klinik, sondern in einer Behinderteneinrichtung. Zu Ihrer Beschreibung der »Weihnachtsvisite«: Meine letzte Stelle war in XXX. Unser Chefarzt hat unsere Station (Kassenpatienten) einmal wöchentlich visitiert. Er brauchte für die Visite bei

dreiunddreißig Betten neun Minuten, ich habe einmal die Zeit mit der Stoppuhr gemessen.

Wir vom Pflegepersonal haben uns normalerweise vor dieser Veranstaltung gedrückt, sind nicht mit zur Chefvisite gegangen, aber der Chefarzt hat es nie gemerkt oder es war ihm wohl egal. Stattdessen haben wir Auszubildende und Praktikantinnen mitgeschickt, die jedes Mal total entsetzt waren, wie der Chef durch die Zimmer »geflogen« ist. Die Stationsärzte, der Oberarzt und wir haben das Ganze mit Sarkasmus genommen, aber die Patienten fühlten sich natürlich zu Recht verarscht. Ich bin froh, nicht mehr im Krankenhaus zu arbeiten, hoffentlich werde ich nicht mal selbst Patientin.

XX XXX (Krankenschwester)

Was Patienten wollen

Patienten wollen, dass ihr Arzt Zeit für sie hat

Wie Ärzte in Deutschland Patienten in nicht mal acht Minuten abfertigen, für wie großartig sich Mediziner hierzulande selbst halten, aber wie schlecht sie dennoch das deutsche Gesundheitswesen finden

Kein Wunder, dass viele Menschen nach dem Arztbesuch den Eindruck haben, dass der Doktor ihnen nicht richtig zugehört und sich kaum Zeit für sie genommen hat. Das scheint daran zu liegen, dass Patienten für viele Ärzte wohl noch immer weitgehend unbekannte Wesen sind. Denn was Patienten wirklich wollen, ist von der Wissenschaft bisher nur sehr wenig erforscht worden. Nur gelegentlich wird systematisch untersucht, welche Bedürfnisse die Patienten haben und ob und wie sie mit der ärztlichen Betreuung zufrieden sind, die sie erhalten.

Im September 2007 ist im *Deutschen Ärzteblatt* eine Untersuchung erschienen, die zeigt, unter welchen Umständen Patienten ihre Ärzte erleben. Dabei beruht die Untersuchung nicht auf Antworten unzufriedener Patienten, sondern auf einer Umfrage unter 6000 Medizinern, die nicht nur in Deutschland, sondern zeitgleich auch in den USA, Kanada, Großbritannien, den Niederlanden, Australien und Neuseeland durchgeführt wurde. Angesichts der Ergebnisse könnte man den Eindruck bekommen, dass an den Klagen über hektische Ärzte und eine Fließbandmedizin, die Patienten im Minutentakt abfertigt, schon etwas dran sein könnte.

Niedergelassene Ärzte in Deutschland sehen im internationalen Vergleich die meisten Patienten in der Woche und haben zugleich die wenigste Zeit für die Kranken. Im Mittel lässt sich ein Arzt in Deutschland nur 7,8 Minuten Zeit für den Patientenkontakt – Mediziner in Großbritannien verbringen mit jedem Patienten immerhin 11,1 Minuten. In Kanada nehmen sich Ärzte durchschnittlich 16 Minuten Zeit, in den USA bleiben durchschnittlich sogar 19 Minuten für die Kranken. Die Studie des Instituts für Qualität und Wirtschaftlichkeit im Gesundheitswesen (IQWiG) belegt aber auch, dass Ärzte in Deutschland diesen Zeitmangel selbst als Problem empfinden: 75 Prozent der Mediziner gaben an, dass sie glauben, die Qualität der medizinischen Versorgung würde sich verbessern, wenn sie mehr Zeit für ihre Patienten hätten.

Die Forscher um Peter Sawicki hatten 2006 in Deutschland erfasst, wie »Primärärzte« – das sind die ersten Ansprechpartner für Patienten mit akuten Gesundheitsproblemen, in der Regel also Hausärzte – Kranke versorgen und ihre Praxis koordinieren. Zudem wurde erfragt, wie die Ärzte das Gesundheitswesen einschätzen und ob sie mit ihrer beruflichen Situation zufrieden sind. Das IQWiG koordinierte die Medizinerbefragung in Deutschland. Die gleiche Erhebung fand auch in Großbritannien, den Niederlanden, den USA, Kanada, Australien und Neuseeland statt.

Ein Grund für den Zeitmangel vieler deutscher Ärzte besteht anscheinend darin, dass die Mediziner hierzulande durchschnittlich 243 Patientenkontakte pro Woche haben – deutlich mehr als die Ärzte in allen anderen Vergleichsländern. In den USA hat der Arzt nur 102 wöchentliche Patientenkontakte, in Großbritannien 154, in den übrigen untersuchten Nationen sind es zwischen 112 und 141 Patientenkontakte pro Woche.

»Wie viele Patienten hinter diesen Kontakten stecken, ist ungewiss«, sagt Klaus Koch, der Erstautor der Studie. Aus früheren Untersuchungen ist nämlich auch bekannt, dass die Deutschen öfter als jede andere Nation zum Arzt gehen: Im Durchschnitt sucht jeder Bundesbürger sechzehnmal im Jahr den Doktor auf. »Ob diese häufigen Arztbesuche eher von den Ärzten oder den Patienten ausgehen und überhaupt alle medizinisch begründet sind, wissen wir allerdings nicht«, sagt Koch.

Mit durchschnittlich einundfünfzig Wochenstunden geben Ärzte in Deutschland auch das größte Arbeitspensum an – australische Ärzte bringen es im Vergleich auf nur vierzig Stunden Arbeit in der Woche. Nach eigenen Angaben gehen bei den deutschen Ärzten etwa vier Stunden in der Woche für Verwaltung und Finanzen drauf.

Auffällig an den Ergebnissen der IQWiG-Studie ist der Unterschied zwischen der Selbst- und Fremdwahrnehmung der Ärzte, denn im Vergleich mit den sechs anderen Industrieländern sind die Mediziner nirgendwo sonst so unzufrieden mit dem Gesundheitswesen wie in Deutschland. Die hohe Meinung, die Ärzte hierzulande von sich selbst und der Qualität ihrer Arbeit haben, beeinflusst dies jedoch nicht: Die Untersuchung ergab, dass sich Ärzte in Deutschland für besser vorbereitet auf die Nöte und Bedürfnisse ihrer Patienten hielten als ihre Kollegen in den anderen Nationen: 93 Prozent der befragten Praxisärzte in Deutschland halten sich für »gut vorbereitet« auf die optimale Versorgung von Patienten, die an verschiedenen chronischen Krankheiten leiden. Und immerhin 70 Prozent sehen sich »gut vorbereitet« hinsichtlich der Versorgung von Patienten mit psychischen Störungen oder der Betreuung von Krebskranken, die palliative, also auf Linderung, nicht auf Heilung abzielende Hilfe benötigen.

Deutsche Ärzte halten sich offenbar auch für unfehlbarer als ihre Kollegen aus dem Ausland. Auf die Frage, ob Patienten in den letzten zwölf Monaten eine falsche Diagnose oder falsche Laborbefunde erhalten hätten, antworteten 67 Prozent der deutschen Ärzte mit »nie«. In den anderen Ländern gaben hingegen lediglich zwischen 29 und 54 Prozent der Mediziner diese Antwort.

Auch Infektionen im Krankenhaus kamen nach den Angaben der Ärzte in Deutschland seltener vor: »Nie« antworteten 34 Prozent der Ärzte hierzulande, während in den anderen Ländern die Angaben zwischen 3 und 19 Prozent schwankten. Auf die Frage, ob Patienten im vergangenen Jahr »falsche Medikamente oder eine falsche Dosierung« erhalten oder »unter vermeidbaren Wechselwirkungen« gelitten hatten, antworteten 33 Prozent der deutschen Ärzte mit »nie«.

Auch sonst scheinen die deutschen Ärzte sehr von sich überzeugt zu sein. Egal, was gefragt wurde, »Med. in Germany« scheint ein Qualitätsmerkmal zu sein – zumindest wenn man die Ärzte selbst befragt: Fehlende Krankenakten oder das Verschwinden wichtiger Befunde aus der Klinik, Tests oder Untersuchungen, die wegen fehlender Resultate oder »Koordinationsproblemen« hätten wiederholt werden müssen und den Patienten Schwierigkeiten bereiteten, all das haben zwischen 30 und 55 Prozent der deutschen Ärzte angeblich »nie« erlebt oder bemerkt. In den anderen Ländern lagen diese Raten zwischen 3 und 45 Prozent. Entweder sind die Ärzte dort etwas selbstkritischer – oder sie leisten schlechtere und schlampigere Arbeit.

Glaubt man den Ärzten, müssten Patienten in Deutschland wirklich keinen Grund zur Klage haben. Wartezeiten bis zur Diagnose, für geplante Operationen oder für Krankenhausbehandlungen? – Die Patienten in Deutschland sind nach Ansicht von 64 bis 76 Prozent der befragten Ärzte »selten« oder »nie« davon betroffen. 63 Prozent der Ärzte halten es zudem für unproblematisch, zu Hause geeignete Pflege zu erhalten, wenn Bedarf besteht. In allen genannten Punkten halten deutsche Mediziner die Versorgung hierzulande für deutlich besser als die ausländischen Doktores in ihrer Heimat.

Auch wenn Patienten Schwierigkeiten haben, für Medikamente aufzukommen, oder sie Behandlungen benötigen, die sie selbst bezahlen müssen, und sogar, wenn sie lange auf einen Termin bei Fachärzten warten müssen, schätzen Ärzte die Situation für hiesige Kranke besser ein als die Mediziner anderer Länder die dortige Situation für ihre Patienten.

Das führt zu dem Paradox, dass Ärzte wie Patienten zwar immer wieder von guten Erfahrungen berichten und die Qualität des deutschen Gesundheitswesens im internationalen Vergleich als gut bis sehr gut einschätzen – gleichzeitig fordern beide Seiten aber fundamentale Änderungen. So halten 54 Prozent der Ärzte in Deutschland »grundlegende Änderungen für nötig«. 42 Prozent der Ärzte sind sogar der Ansicht, dass im Gesundheitswesen »so viel verkehrt läuft, dass es komplett reformiert werden müsste«.

Aus diesen massiven Beschwerden ergibt sich, dass der Anteil der unzufriedenen Ärzte nirgendwo in den verglichenen

Ländern so hoch war wie in Deutschland. Hier sind es 96 Prozent, während in den USA »nur« 85 Prozent der Mediziner unzufrieden waren und in den Niederlanden sogar nur 45 Prozent.

Auch die Einschätzung, dass sich die Bedingungen im Gesundheitswesen in den vergangenen fünf Jahren verschlechtert haben, teilen mit 83 Prozent in Deutschland so viele Ärzte wie in keinem anderen Land. In den anderen Nationen betrug der Höchstwert 40 Prozent. Strategische Antworten der Ärzte, die damit den Druck auf die Politik erhöhen wollen, sowie die starke Kritik an der Gesundheitsreform könnten allerdings der Grund für diese Ergebnisse sein, vermuten die Autoren der Studie.

In der Untersuchung wurde genauer analysiert, womit die deutschen Ärzte besonders unzufrieden waren. Im Vergleich zu ihren ausländischen Kollegen beschwerten sich die Mediziner hierzulande öfter über die ungenügende »Freiheit, medizinische Entscheidungen treffen zu können, um Patienten optimal zu betreuen« (74 Pozent), über ihr Einkommen (53 Prozent) und über die zu knapp bemessene Zeit, die sie für die Patienten haben (49 Prozent).

Große Unzufriedenheit unter den Ärzten ergab auch eine Umfrage im Auftrag des Marburger Bundes im Herbst 2007. 47 Prozent der befragten Klinikärzte stuften ihre Arbeitsbedingungen demnach als schlecht oder sehr schlecht ein. 53 Prozent erwogen sogar, ihre Tätigkeit im Krankenhaus aufzugeben, 31 Prozent würden den Arztberuf kein zweites Mal ergreifen. Arbeitsüberlastung, Personalmangel und zu viel Bürokratie stören die Krankenhausärzte demnach am meisten. Das habe, so Frank Ulrich Montgomery, der lang-

jährige – und seit November 2007 nicht mehr amtierende –
Vorsitzende der Ärztegewerkschaft Marburger Bund, »den
Arztberuf vom Traumjob zum Jobtrauma werden lassen«.

Patienten wollen Ärzte, die zuhören
*Wie lange Kranke ausreden können, wenn sie beim Arzt sind,
wann Patienten seltener klagen und was Ärzten wirklich
Zeit spart*

Ärzte unterbrechen ihre Patienten im Durchschnitt nach
fünfzehn Sekunden. Sie wollen, dass die Kranken in der
Schilderung ihrer Beschwerden möglichst schnell auf den
Punkt kommen und sich nicht in allgemeinen Klagen verlieren und damit den Betrieb in Praxis oder Krankenhaus auf-
halten. Für Ärzte lohnt es sich allerdings gleich in mehrfacher
Hinsicht, wenn sie ihren Patienten zuhören, sie ausreden lassen und Empathie zeigen: Die Patienten sind dann nicht nur
zufriedener, sondern wer kommunikative Fähigkeiten beherrscht und einfühlsam im Patientengespräch ist, hat zudem
auch weniger Beschwerden und Klagen oder juristische Aus-
einandersetzungen bei Ärztekammern und anderen Behörden zu befürchten. Zu diesem Ergebnis kamen kanadische
Ärzte im Fachblatt *Journal of the American Medical Association*
im Herbst 2007.

Die Mediziner hatten untersucht, über welche Art von
Ärzten sich Patienten besonders häufig beklagt hatten. Für
ihre Erhebung kam den Studienautoren zugute, dass angehende Mediziner in Kanada seit 1993 an einem eintägigen
Test teilnehmen müssen, in dem ihre kommunikativen

Fähigkeiten und ihr Geschick in der klinischen Untersuchung bewertet werden.

Dieser Test im Rahmen der Medizinerausbildung wurde zwar immer wieder als unzureichend kritisiert, in der aktuellen Studie zeigte sich jedoch, dass diejenigen Ärzte, die in dem Test gut abschnitten, später deutlich seltener mit Klagen von Patienten zu rechnen hatten. 3424 Mediziner wurden in die Studie einbezogen. In der Gruppe, die in der Kommunikationsprüfung die wenigsten Punkte erreichte, gab es 170 Beschwerden mehr als nach dem statistischen Durchschnitt zu erwarten gewesen wären.

»Ein niedriger Wert in diesem Examen ist ziemlich aussagekräftig dafür, wie zufrieden die Patienten zukünftig mit dem Arzt sein werden«, sagt Robyn Tamblyn von der McGill University, Erstautor der Studie. »Es ist wie eine Dosis-Wirkungs-Beziehung – je höher die Werte in dem Kommunikationstest, desto weniger wahrscheinlich sind Beschwerden.«

Dieser überraschend deutliche Zusammenhang sei unabhängig davon gewesen, ob es sich um männliche oder weibliche Ärzte handelte, ob sie aus dem Ausland oder Kanada stammten und ob sie in Ontario oder Quebec praktizierten. »Diese Beobachtung unterstreicht, wie wichtig es ist, frühzeitig und regelmäßig in der Medizinerausbildung auf kommunikative Fähigkeiten und den angemessenen Umgang mit Patienten zu achten«, sagt Gregory Makoul vom Zentrum für Kommunikation in der Medizin der Northwestern University Chicago.

Auch in Deutschland bemühen sich Medizinfakultäten inzwischen etwas stärker darum, das Kommunikationstraining in der Ausbildung zu stärken. Es ist zwar erst ein Tropfen auf den heißen Stein – aber immerhin: An der Ludwig-Maximilians-Universität München etwa wurde im Juni 2007 das Zentrum für Unterricht und Studium (ZeUS) eingeweiht. »Wir schulen die Studenten systematisch darin, besser mit den Patienten umzugehen und ihre praktischen Fertigkeiten zu optimieren«, sagt der Internist Martin Fischer, der das ZeUS leitet.

Mit dem Konzept der »Integrierten Medizin« versuchen Ärzte wie der Frankfurter Chirurg Bernd Hontschik seit Jahren, psychosomatische Ansätze und eine patientennahe Kommunikation in allen medizinischen Disziplinen zu stärken. Dazu hat Hontschik 2006 auch die neue Buchreihe »Medizinhuman« im Suhrkamp Verlag begründet. Seine Erfahrungen in der Praxis fasst Hontschik verblüffend einfach zusammen: »Man muss Patienten ausreden lassen«, sagt der Chirurg. »Das spart Zeit, denn sonst drängt ihr eigentliches Anliegen immer wieder nach vorn.«

Patienten wollen Ärzte, die ihnen nichts Unnötiges gegen Bares aufdrängen

Wann die Praxis zum Basar verkommt, wie Ärzte zu Verkäufern und Patienten zu Kunden werden und weshalb man zum Augenarzt besser kein Portemonnaie mitnehmen sollte

Die Preise unterliegen freier Gestaltung – solange die Patienten dafür zahlen. Ein Chirurg nahm 800 Euro dafür, dass er einer Patientin Schweißdrüsen unter der Achsel entfernte. Ein Hausarzt verlangte für seine »Aufbaukur«, die sich als ebenso simpler wie wirkungsfreier Vitaminmix entpuppte, schon mal 250 Euro. Andere Mediziner rechneten für dubiose Schlankheitskuren und kosmetische Behandlungen dreistellige Summen ab. Gemeinsam ist all den Angeboten, dass sie von den gesetzlichen Krankenkassen nicht erstattet werden. Das hat seinen Grund, denn individuelle Gesundheitsleistungen (IGeL), wie Ärzte die Angebote beschönigend nennen, sind oft medizinisch nutzlos, umstritten oder schädlich.

Im Sommer 2007 stellte das Wissenschaftliche Institut der AOK neue Zahlen vor. Demnach wächst die Vorliebe der Ärzte für IGeL weiter: Immer mehr gesetzlich versicherte Patienten bekommen Zusatzleistungen gegen Barzahlung angeboten. Im Jahr 2006 machten 25 Prozent der Befragten diese Erfahrung. Hochgerechnet auf die Bevölkerung entspricht dies 18 Millionen Versicherten. 2005 hatten einer ähnlichen Erhebung zufolge bereits 16 Millionen Versicherte IGeL angeboten bekommen. »Wenn Ärzte als Verkäufer auftreten, werden Patienten zu Kunden, die eine Leistung aus eigener Tasche zahlen«, sagt Studienleiter Klaus Zok.

Für die Untersuchung wurden bundesweit 3000 gesetzlich Versicherte befragt. Die Ärzte achten offenbar darauf, wem sie ihre Angebote unterbreiten: In hohen Einkommensgruppen wurden 37 Prozent der Befragten auf eine Zusatzleistung angesprochen, in der unteren Einkommensgruppe waren es lediglich 15 Prozent. Obwohl eigentlich zwingend erforderlich, unterblieb in fast zwei Drittel der Fälle die schriftliche Vereinbarung. Ein Fünftel der Patienten zahlte zwar, bekam aber nie eine Rechnung. Am häufigsten boten Gynäkologen, Augenärzte und Urologen IGeL an.

»Der IGeL-Markt ist voller Beispiele, die medizinisch nicht sinnvoll sind und nur aus kommerziellen Gründen vermarktet werden«, sagt Michael Kochen, Präsident der Deutschen Gesellschaft für Allgemeinmedizin. »Dagegen bin ich strikt, das ist ethisch bedenklich.«

Ein Arzt, der lange Jahre eine eigene Praxis führte, wurde im Internet noch deutlicher: »Es ist ein Jammer, die Praxis ist zum Basar verkommen.«

Der geschätzte Jahresumsatz mit IGeL beträgt 1 Milliarde Euro. In Umfragen gibt mehr als die Hälfte der Praxisärzte an, ökonomisch nicht mehr auf diese Angebote verzichten zu können. Zeitschriften wie *Arzt & Wirtschaft* bringen schon mal eine Titelgeschichte »So Igeln Sie seriös« – was ja nahelegt, dass viele Ärzte ihren Patienten unseriöse Angebote machen und dafür abkassieren. Dieselbe Zeitschrift brachte eine andere Titelgeschichte, in der behauptet wurde, dass auf dem – beschönigend so genannten – »zweiten Gesundheitsmarkt« noch 60 Milliarden Euro auf die Mediziner warten würden. Dazu müssten die IGeL-Leistungen nur richtig ausgeschöpft werden – im Heftinneren fand sich die Anleitung dazu. Ärztepräsident Jörg-Dietrich Hoppe sieht die Entwicklung mit Besorgnis. Er hat schon 2005 bedauert, dass immer öfter »Kommerz statt Mildtätigkeit« das Arzt-Patienten-Verhältnis bestimme.

Die AOK-Studie ergab, dass am häufigsten Ultraschall angeboten wurde, gefolgt von Messungen des Augeninnendrucks und »ergänzenden« Tests zur Früherkennung von Krebs. Sind sie medizinisch nötig, erstatten Kassen die Untersuchungen. Wollen Paare aber mehr als dreimal während der Schwangerschaft »Babyfernsehen«, Ärzte per Schall den Bauch einsehen oder Augendruck messen, ohne dass ein medizinischer Grund vorliegt, ist das jedoch wissenschaftlich unsinnig. Das gilt ebenso für jährlich wiederholte Abstriche am Gebärmutterhals, wenn die Krebstests zuvor unauffällig waren.

»Es gibt auch einige wenige sinnvolle Angebote, die reisemedizinische Beratung oder eine Prüfung der Tauchtauglichkeit etwa«, sagt Michael Kochen. Er hat sich jedoch angewöhnt, seine Patienten vor den kommerziellen Auswüchsen der IGeLei zu warnen: »Wenn ich einen zum Augenarzt schicke, rate ich ihm, kein Bargeld mitzunehmen.«

Patienten wollen Ärzte, die ihren Beruf gerne ausüben
Wie viele Mediziner nicht nochmals diesen Weg wählen würden, was Ärzte stärker als früher fordert und wie schlecht es um die Versorgung der Patienten bestellt ist

Bürokratische Fesseln und der starre Blick auf die wirtschaftliche Effizienz haben den Arztberuf stark verändert. Es ist ein Paradox: In Umfragen nach dem Sozialprestige der Berufe nehmen Ärzte seit Jahrzehnten regelmäßig Platz eins ein. Trotzdem fühlen sie sich permanent kritisiert und missverstanden – von Patienten, den Medien, und von der Politik sowieso. Innerhalb der Ärzteschaft rumort es: Im Jahr 2006 sind Mediziner streikend auf die Straße gegangen, mit der Gesundheitsreform ist keiner von ihnen zufrieden, und wenn das Gespräch auf ihren Beruf fällt, setzt binnen kurzem die Klage über beengende Fallpauschalen und andere bürokratische Hürden ein.

»Arzt – freudloser Beruf« titelte die *Münchener Medizinische Wochenschrift* im Mai 2007 und benannte mögliche Ursachen:

»Endlose Arbeitszeiten, viel Bürokratie, wenig Geld.« In einer Umfrage zur Lebensqualität von Ärzten stellten Harald Jurkat und Christian Reimer von der Universität Gießen fest, dass 60 Prozent der befragten Mediziner ständig oder oft unter Zeitdruck litten. Das Befinden der jungen Assistenzärzte ist nach dieser Erhebung sogar noch schlechter als das von chronisch Kranken. Alarmierende Zustände für einen Berufsstand, der eigentlich anderen helfend, tröstend und lindernd zur Seite stehen soll – anscheinend aber selbst massiv Hilfe braucht.

Dass viele Ärzte unzufrieden sind, ist in den vergangenen Jahren immer wieder in Studien und Erhebungen belegt worden. Die Zahlen unterscheiden sich nur minimal. Eine Befragung von Berliner Assistenzärzten ergab, dass – erneut vor die Entscheidung gestellt, welchen Beruf sie ergreifen sollen – fast die Hälfte eine andere Ausbildung wählen würde. Von Ärzten in Hessen gaben mehr als 50 Prozent an, dass sie den eigenen Kindern nicht zum Arztberuf raten würden. Eine Umfrage unter niedergelassenen Ärzten in Bayern ergab, dass 78 Prozent ihrer Arbeit »resignativ oder unzufrieden« gegenüberstehen. 36 Prozent dachten schon daran, die Praxis aufzugeben.

Die kritische Selbsteinschätzung des eigenen Berufs hat nicht nur finanzielle Gründe, auch der Wandel der ärztlichen Profession spielt eine Rolle: Nach den Heldenjahren der Medizin zwischen 1950 und 1980 (in dieser Zeit setzten sich Neuerungen wie Antibiotika, Dialyse, Kernspinaufnahmen, Computertomographie, Herzschrittmacher und Organverpflanzungen durch) müssen viele Ärzte jetzt lernen, dass sie weniger heilen als vielmehr oft nur lindern können. Die Zahl der chronisch Kranken steigt. Die Zahl derer, die sich krank fühlen, bei denen Ärzte aber keine krankhaften Befunde erheben können, steigt auch. Und die Vorwürfe, die sich Mediziner – trotz ihres hohen Sozialprestiges – von einer kritischen Öffentlichkeit anhören müssen, werden ebenfalls lauter.

Zudem hat der ökonomische Druck in Kliniken und Praxen immens zugenommen. »Die Patient-Arzt-Beziehung wird mittlerweile als ein Faktor in einem industriellen Betriebsablauf eingeordnet«, sagt Jörg-Dietrich Hoppe, Präsident der Bundesärztekammer, im Interview mit dem *Deutschen Ärzteblatt*. »Alles ist stark auf wirtschaftliche Effizienz ausgerichtet.« Niedergelassene Ärzte bieten umstrittene Individuelle Gesundheitsleistungen (IGeL) an, und in Kliniken erstellen kaufmännische Direktoren interne Ranglisten darüber, wie viel welche Patienten einbringen und welche Krankheiten lukrativ sind.

Für Ärzte ist es auch ungewohnt, dass Patienten immer mehr Zeit und Informationen einfordern. Fangen Patienten an, über ihre sonstigen Sorgen zu reden, befürchten manche Ärzte, dass ihnen das zu viel Zeit raubt und den Blick auf die medizinischen Probleme verstellt. Das Gegenteil ist jedoch der Fall: Durch eine sorgfältige Erhebung der Krankengeschichte und die körperliche Untersuchung lassen sich 90 Prozent der Diagnosen stellen. Patienten möchten zudem ihre Sicht des Leidens darlegen und nicht vom Arzt eine Einschätzung übergestülpt bekommen.

Dass Patienten dringend das Bedürfnis verspüren, mit ihrem Arzt über ihr Befinden zu reden, zeigt sich auch daran, dass die Deutschen öfter als jede andere Nation den Arzt aufsuchen. Doch nach wie vor wird die »sprechende Medizin« von Ärzten wie Gesundheitsbürokraten zu stiefmütterlich behandelt und zu schlecht bezahlt – oder aber die Ärzte sprechen über etwas, das die Patienten nicht betrifft.

Auch die Krankenversorgung steht in der Kritik. Das Deutsche Netzwerk Evidenzbasierte Medizin (DNEbM), das fordert, die besten wissenschaftlichen Beweise in Diagnostik und Therapie einzubeziehen, hat im Frühjahr 2006 zum wiederholten Mal eine bessere Versorgung der Kranken angemahnt. Studien zeigen demnach, dass 30 bis 40 Prozent der Patienten nicht die Versorgung bekommen, die der wissenschaftlichen Beweislage entspricht.

Ein Viertel der Patienten erhält angeblich eine Therapie, die nicht erforderlich oder sogar potenziell schädlich ist. »Hier sind Ärzte aufgerufen, zunehmend Ergebnisse der evidenzbasierten Forschung zur Richtschnur ihres Handelns zu machen«, sagt Edmund Neugebauer, neuer Vorsitzender des DNEbM. Die evidenzbasierte Medizin hat es sich zum Grundsatz gemacht, nur wissenschaftlich bewiesene Behandlungen und Diagnoseverfahren in die Versorgung einzubeziehen.

Führende ärztliche Standesvertreter wehren sich allerdings gegen allzu überhöhte Ansprüche an die Medizin. »Wir sind keine Erfüllungsgehilfen«, sagt Jörg-Dietrich Hoppe. Und der ehemalige langjährige Vorsitzende der Medizinergewerkschaft Marburger Bund, Frank Ulrich Montgomery, plädiert dafür, den Arztberuf endlich zu entmystifizieren.

Es geht auch anders – ohne IGeL, ohne Hektik, und trotzdem reicht das Geld, und der Mediziner ist zufrieden, wie das folgende Beispiel zeigt: Der Arzt wirkt gelassen und ruhig. Er lässt die ältere Patientin ausreden, bis sie fast den Tränen nah ist. Er unterbricht sie kaum. Die Dame hat keine schwerwiegende Verletzung. Doch sie ist bekümmert, wie es mit ihr weitergehen soll, sagt, dass sie doch besser gleich gestorben wäre.

»Ich lasse die Patienten ausreden und interessiere mich für ihre Sorgen«, sagt der Arzt, als die Patientin gegangen ist. »Deswegen habe ich diesen Beruf ja einmal gewählt – und ich will, dass er mir noch eine Weile Spaß macht.«

Der Mediziner hat seine Praxis so organisiert, dass er genug Zeit für seine Patienten hat; er hat einen Kompagnon eingestellt, zudem zwei jüngere Ärzte. Er ist von 9 bis 18 Uhr in der Praxis, die Mittagspause verbringt er zu Hause bei seiner Frau. Trotzdem kommt er auf etwa 120 000 Euro jährlichen Bruttoverdienst. »Wenn ich von morgens 7 bis abends 7 ohne Pause arbeiten würde und keine Kollegen eingestellt hätte, würde ich vielleicht auf 300 000 Euro im Jahr kommen«, sagt der Mediziner, der keine IGeL anbietet. »Aber dann hätte ich gar keine Zeit, das Geld auszugeben – und wir hätten jetzt nicht miteinander sprechen können.«

Patienten wollen Ärzte, die ihre psychischen Nöte erkennen und ernst nehmen

Wann man zu Recht krank ist, was UBOs sind, was in Marokko los war und warum ein Paar eine Wunde am Bein des Mannes zelebriert, als ob es in einem Fünfsternerestaurant wäre

Fast die Hälfte aller Menschen, die in eine Arztpraxis kommen, hat Beschwerden, die organisch nicht erklärt werden können. Die meisten Ärzte übersehen oder ignorieren

jedoch die psychischen Nöte ihrer Patienten, die dahinter-
stecken können – weil sie Angst haben, dass sie sich dann
eine lange Leidensgeschichte anhören müssen und ihren
Zeitplan gar nicht mehr einhalten können.

»Er fasst mich so gut an«, sagt die vierundachtzigjährige
Dame und lacht. Sie hat sich auf einer Behandlungsliege aus-
gestreckt, und Bernd Hontschik, der Chirurg, der seine Praxis auf Frankfurts Einkaufsmeile Zeil betreibt, bohrt mit
Zange und Pinzette in ihrem Unterarm herum. Im Mai war
die Patientin an einer Fußgängerampel gestürzt. Hinterher
konnte sie die Hand nicht richtig bewegen – die Speiche war
gebrochen.

Hontschik hatte die Patientin in seiner Praxis versorgt.
Jetzt ist sie wieder zu dem Chirurgen gekommen, um sich
die Schrauben entfernen zu lassen. Im Mai hatte sie lange
geweint, hatte dem Arzt von ihren Ängsten erzählt, von ihrer
Einsamkeit und dass sie nicht wisse, wie es mit ihr weitergehen solle. Eine Dreiviertelstunde lang hatte sie dem Chirurgen ihr Herz ausgeschüttet. Jetzt lacht sie.

Später, nachdem Hontschik die Schrauben entfernt hat
und die Patientin schon längst wieder auf dem Heimweg ist,
sagt der Arzt: »Ich habe sie gar nicht angefasst.«

Nicht alle Patienten fühlen sich bei ihrem Arzt aufgehoben und von ihm richtig verstanden. Sie klagen über Fließbandmedizin und darüber, dass ihre eigentlichen Sorgen
nicht erkannt werden. Sie wechseln den Arzt, doch gut behandelt fühlen sie sich noch immer nicht. Diese Unzufriedenheit drückt sich auch in körperlichen Beschwerden aus.
Am häufigsten klagen solche Patienten über Bauchschmerzen,
Herzschmerzen, Rückenschmerzen und Kopfschmerzen.

Viele berichten von einer unerklärlichen Erschöpfung, von Schwindel, aber auch von Unterleibsschmerzen, plötzlicher Atemnot oder einem Engegefühl im Hals. Alle diese Symptome haben eines gemeinsam – es sind Beschwerden ohne körperlichen Befund.

Aus etlichen Umfragen und Untersuchungen wissen Mediziner, dass 90 Prozent aller Menschen innerhalb einer Woche mindestens einmal Schmerzen oder andere unklare Symptome haben, die sie sich nicht auf Anhieb erklären können. Dies gilt weltweit, unabhängig vom Einkommens- und Ausbildungsgrad. »Diese Beschwerden sind ein Teil der Gesundheit«, sagt Peter Henningsen, Chefarzt der Psychosomatik an der Technischen Universität München. »Das kennt jeder, das geht fast immer schnell wieder vorbei und bedarf keiner Behandlung.«

Es gibt jedoch Menschen, die es beunruhigt, wenn es sie ein bisschen länger zwickt und kneift, und die deswegen den Arzt aufsuchen. Andere klagen immer wieder über verschiedene Beschwerden, die sie sich nicht erklären können und die sie in die Praxen und Ambulanzen treiben. Bis zu 40 Prozent aller Patienten, die einen Hausarzt aufsuchen, leiden an diesen sogenannten somatoformen Störungen: Der Körper signalisiert Beschwerden – häufig Schmerzen –, doch eine Ursache ist nicht zu erkennen. Bei den Fachärzten klagen, je nach medizinischer Disziplin, sogar bis zu 50 Prozent der Patienten über solche unerklärlichen Symptome.

Besonders häufig haben Neurologen und Gastroenterologen mit Patienten zu tun, bei denen sich kein Grund für ihre Kopfschmerzen, den Schwindel, den Reizdarm oder das Magendrücken finden lässt. Mediziner wissen seit Jahrzehnten davon und haben schon die verschiedensten Etiketten für diese Störungen gefunden, die Ärzte wie Patienten irritieren. Mal werden sie als »funktionell«, mal als »idiopathisch«, »somatoform« oder schlicht als »psychosomatisch« bezeichnet – was nach Bescheidwissen klingt, in Wahrheit aber nichts anderes meint als: »So genau wissen wir auch nicht, was ihnen fehlt.«

»Es ist ein Trend: Immer mehr Menschen unterliegen einem kollektiven Wachsamkeitszwang gegenüber ihrem Körper und lauschen hellhörig auf alle Signale, die er aussendet«, sagt Wolfgang Merkle, Chefarzt der Psychosomatik am Hospital zum Heiligen Geist in Frankfurt am Main. »Hier findet die Verdrängung seelisch unerträglicher Zustände ins Körperliche statt – Schmerz ist schließlich viel fassbarer als alle psychischen Probleme.« Körperlich krank zu sein sei viel erträglicher, als seelisch zu leiden und auch noch die Verantwortung für seine psychische Last tragen zu müssen, hat Merkle bei seinen Patienten beobachtet. »Es geht immer auch darum, zu Recht krank sein zu dürfen«, sagt der Münchner Psychosomatiker Henningsen, »denn in den Augen vieler Patienten und Ärzte sind nur körperliche Beschwerden legitime Beschwerden.«

Diesen Wunsch nach »rechtmäßigen« Beschwerden sieht Wolfgang Merkle auch als Ursache dafür, dass in den vergangenen Jahren immer mehr moderne Krankheiten entstanden sind: Allergien und Burn-out haben in der Wahrnehmung der Bevölkerung dramatisch zugenommen, neue Diagnosen wie die Wortungetüme Multiple Chemikalienunverträglichkeit und Chronisches Erschöpfungssyndrom sind entstanden.

»Mit diesen Diagnosen will die Gesellschaft den psychosomatisch Erkrankten ihre Unschuld zurückgeben und sie körperlich erklärbar machen«, sagt Merkle. Dann erzählt er von einer Patientin, die an starken psychosomatischen Darmbeschwerden und Schwindel litt. Ihre Mutter wollte von möglichen psychologischen Erklärungen der Symptome jedoch partout nichts wissen und sagte in der Klinik nur zu ihrer Tochter: »Das hast du doch, seit du in Marokko gewesen bist.«

Die Patienten machen es ihren Ärzten häufig allerdings auch nicht leicht, die psychischen Hintergründe aufzuspüren, die ihren Beschwerden zugrunde liegen. »Einerseits wollen sie ihre seelischen Probleme verbergen, andererseits wünschen sie sich, dass endlich jemand ihre wahren Nöte entdeckt«, sagt Merkle. Das kann dauern. Auch wenn die Beschwerden der Patienten chronisch werden und sie deswegen immer wieder Ärzte aufsuchen, kommt es im Mittel erst nach fünf bis sechs Jahren zu einer psychosomatischen Abklärung und Behandlung. »Dieses langwierige Doktor-Hopping ist für Ärzte wie Patienten fast immer eine frustrierende Erfahrung«, sagt Peter Henningsen.

Unter Ärzten gibt es eine populäre Erklärung dafür, warum es so lange dauert, bis Patienten mit psychosomatischen Beschwerden endlich an einen Arzt geraten, der die Ursache ihrer Leiden erkennt. Demnach sind es die Patienten, die sich ausschließlich eine körperliche Abklärung wünschen, die auf Untersuchungen drängen und eine psychische Ursache ihrer Symptome nicht akzeptieren würden.

Das Problem an dieser für Ärzte so entlastenden Theorie: Sie passt nicht zu den Forschungsergebnissen, die in letzter Zeit veröffentlicht worden sind. Besonders eine Arbeitsgruppe um den klinischen Psychologen Peter Salmon von der Universität Liverpool hat in mehreren Untersuchungen festgestellt, dass es nicht die Patienten sind, die auf weitere technische Untersuchungen drängen, die Medikamente oder gar eine Operation einfordern. Die Ärzte sind es, die eine solche rein symptomorientierte Diagnostik oder Therapie vorschlagen.

Salmon und sein Team haben Hunderte Arzt-Patienten-Kontakte bei Hausärzten und Fachärzten per Videoanalyse aufgezeichnet und ausgewertet. Immer wieder bestätigte sich, dass die Patienten zwar sagten und zeigten, dass sie emotionale Unterstützung und Hilfe suchten. Die Ärzte reagierten in der Mehrzahl jedoch nur auf die körperlichen Symptome und offerierten ihren Patienten Rezepte, Blutuntersuchungen, Röntgenaufnahmen oder die Überweisung an Spezialisten.

Dabei hatten mehr als 90 Prozent der Patienten, die mit unerklärbaren Beschwerden in die Praxis kamen, den Ärzten Hinweise auf ihre psychische Not gegeben, auf persönliche Schwierigkeiten, Ängste oder andere Sorgen. Etliche Patienten äußerten in der Sprechstunde sogar, dass ihr Leiden vermutlich psychisch bedingt sei, sie sich gerade besonders belastet und ausgelaugt fühlten, aber keine schlüssige Erklärung für ihre Beschwerden hätten, stellte Salmon fest.

Trotz dieser klaren Signale gingen mehr als drei Viertel der Ärzte aber nicht auf eines dieser Gesprächsangebote ein, sondern schlugen das kleine Abc der Medizin vor – obwohl es keiner der Patienten eingefordert hatte: Arzneimittel, Bildgebung, Chirurgie. »Man könnte eine Menge unnötiger Maßnahmen in der Medizin vermeiden, wenn Ärzte auf die psychologischen Hilfeschreie ihrer Patienten anders reagieren würden«, sagt Salmon.

»Viele Ärzte stellen wider besseres Wissen mit den Leuten Dinge an, die kontraproduktiv sind, etwa eine wiederholte Kernspinaufnahme bei einem Patienten, der Angst vor einem Hirntumor hat«, sagt der Psychosomatiker Peter Henningsen. Für die Kranken hat das negative Auswirkungen. »Der Patient verfestigt so seine körperliche Krankheitsüberzeugung«, sagt Henningsen. »Der Arzt hat auf den ersten Blick zwei Ziele auf einmal erreicht: Der Patient bleibt mittelfristig bei ihm, denn ihm wurde ja handfeste Diagnostik angeboten – und kurzfristig ist der Arzt den Patienten erst einmal losgeworden, was ihn ebenfalls entlastet.« Als »primären Behandlergewinn« bezeichnet Henningsen dieses unbewusste Verhalten vieler Ärzte.

Die medizinisch überflüssigen Zusatzuntersuchungen gehen jedoch – jenseits möglicher direkter Folgen wie einer unnötigen Strahlenbelastung oder Komplikationen bei Gewebe- oder Blutentnahmen – mit neuen Risiken einher: Jeder diagnostische Test kann zu neuen unklaren Entdeckungen führen, die wiederum einen neuen Krankheitsverdacht heraufbeschwören.

Als UBOs (»unidentified bright objects« – unidentifizierte helle Objekte) bezeichnen Neurologen beispielsweise Signalunterschiede in Kernspinaufnahmen, die dazu verleiten, Bagatellbefunde überzubewerten, erneut abzuklären und die Patienten damit weiter zu verunsichern. Internisten kennen die Bestimmung von Tumormarkern und anderen wankelmütigen Laborwerten, die immer wieder eine erneute Kontrolluntersuchung nahelegen.

Durch den ärztlichen Aktionismus bekommen Patienten zudem das Signal, dass sie doch recht haben, wenn sie eine körperliche Ursache ihrer Symptome vermuten. »Das führt oft zu einem Teufelskreis: Die Beschwerden werden chronisch, und die Patienten fixieren sich auf ein organisches Erklärungsmodell«, ist Henningsens Erfahrung. »Der Patient behält dann seine emotionale Befindlichkeit für sich und lernt, dass er besser gleich sagen soll, wo es weh tut.« Und der Arzt hat dem alten Motto seiner Zunft Genüge getan: Es gibt keine Gesunden – nur Menschen, die nicht gründlich genug untersucht worden sind.

Natürlich liegt es auch weiterhin hauptsächlich am Gespür des Arztes, ob ihm die seelischen Nöte seiner Patienten auffallen oder ob er sie ignoriert und nicht an sich heranlässt. »Man muss sich irritieren lassen wollen«, verrät Bernd Hontschik, der Frankfurter Chirurg, sein Rezept. »Dann ändere ich schlagartig meine Neugierde.«

Und dann erzählt Hontschik von dem wortkargen Paar, das eines Tages in seine Praxis kam. Der Mann hatte eine offene Stelle am Bein, die Wunde verheilte seit Jahren nicht, aber die Ärzte konnten keine Ursache dafür finden. Als das Paar die Wunde zeigte, ging Hontschik ein Licht auf: »Die machten eine Show wie in einem Fünfsternerestaurant, wenn die Kellner die Deckel von den Tellern heben«, erinnert sich der Mediziner. »Die Wunde und das Leiden des Mannes schienen das Wichtigste in ihrer Beziehung zu sein und das Paar überhaupt zusammenzuhalten.«

Die Lösung solcher Konflikte gelingt allerdings nicht immer so, dass alle Seiten zufrieden sind. Durch Hontschiks Fragen wurde dem Paar bewusst, dass sich zwischen ihnen alles nur noch um die Wunde drehte und das sonstige Interesse füreinander erlahmt war. Als der Mann das erkannt hatte, heilte sein Bein zwar bald zu. Die Beziehung jedoch ging daraufhin in die Brüche.

Die Befürchtung vieler Ärzte, dass sie ihren Praxisalltag nicht mehr bewältigen können, wenn sie sich zu sehr auf die seelischen Nöte ihrer Patienten einlassen, hält Hontschik für völlig unbegründet. »Ich spare wahnsinnig viel Zeit, wenn ich die Leute ausreden lasse«, sagt der Chirurg. »Man muss zuhören, dann ist es raus und auch meistens gut. Wenn ich die Leute hingegen unterbreche, kommen sie immer wieder.«

Patienten wollen Ärzte, die realistische Prognosen machen

Warum es keine Wunderheilungen gibt, welche überraschenden Genesungen dennoch möglich sind, was sich in Lourdes nicht abspielt und wie man einen Tumor, der angeblich in einem Jahr zum Tode führt, zwanzig Jahre überlebt

Den Arzt, der einem Patienten – wie im Medizinerwitz – sagt: »Sie haben noch drei Monate zu leben«, gibt es nicht. Zumindest sollte es ihn nicht geben. Denn da es die Medizin mit Menschen zu tun hat und jeder Mensch, auch im Leid, anders reagiert, kann kein Arzt genau vorhersagen, wie eine Krankheit verläuft oder gar wann ein schweres Leiden zum Tod führt. Wunder gibt es in der Medizin nicht. Überraschende Verläufe und sogenannte Spontanheilungen geschehen allerdings immer wieder. Und genau dies gilt es den Patienten zu vermitteln, wenn sie denn wirklich danach fragen, wie ihre Chancen stehen.

Medizin ist die Kunst, den Patienten die Zeit zu vertreiben, während der Körper mit der Selbstheilung beschäftigt ist. Diese despektierliche Einschätzung der Heilkunde stammt angeblich von Voltaire. Sie ist längst nicht so übertrieben, wie sie auf den ersten Blick erscheinen mag. Zwar helfen ärztliche Maßnahmen in vielen Fällen, den Genesungsprozess zu beschleunigen. Erfahrene Ärzte wissen jedoch auch, dass etliche Krankheiten die Tendenz zur Selbstbegrenzung haben und keinesfalls den Körper immer stärker zerstören, wenn die Medizin nicht eingreift.

Dass eine Grippe mit Behandlung genauso lange dauert wie ohne, hat sich schon lange in der Bevölkerung herumgesprochen. Peer Eysel, Chefarzt der Orthopädie an der Universität Köln, sagt das Gleiche aber auch über Rückenschmerzen: »Mit Behandlung dauern sie vierzehn Tage – ohne zwei Wochen. Meistens wenigstens.«

Bei Krebs können Ärzte Spontanheilungen erklären, auch wenn sie sehr selten vorkommen. »Der Tumor kann absterben, sich zurückbilden oder durch Thrombosen von der Blutversorgung abgekoppelt werden«, sagt Gerhard Ehninger, Vorsitzender der Deutschen Gesellschaft für Hämatologie und Onkologie. Der Internist und Krebsexperte von der Technischen Universität Dresden kann sich jedoch auch nach achtundzwanzig Jahren Berufserfahrung kaum an eine Spontanheilung erinnern. »Man kann auch mit Medikamenten geheilt werden und glaubt dann an ein Wunder«, sagt Ehninger.

Was Kranke als Wunder empfinden, gehört schließlich in den Bereich der subjektiven Wahrnehmung. Immer wenn er angeblichen Wunderheilungen nachging, war die Krankheit vorher nicht dokumentiert, und der Heilerfolg konnte nicht nachvollzogen werden, sagt Ehninger. Oft führe die Entlastung von Angst oder anderen Beschwerden dazu, dass sich Leidende spontan besser fühlen. Marie-Simon-Pierre, die Nonne, die angeblich durch eine Wunderheilung von Papst Johannes Paul II. von Parkinson genesen sein soll, schildert Symptome, die auch auf andere Beeinträchtigungen hinweisen könnten.

Der Evolutionsforscher Stephen Jay Gould, der lange in Harvard lehrte, hat selbst erfahren, wie wundersam ein Genesungsprozess verlaufen kann. Er erlebte keine Spontanheilung, sondern einen selten günstigen Krankheitsverlauf. In seinem Buch *Illusion Fortschritt* schildert der Wissenschaftler, wie bei ihm 1982, als Vierzigjährigem, ein Mesotheliom, das ist ein seltener Krebs der Bauchhöhle, diagnostiziert wurde. In der Fachliteratur las Gould nach, dass diese Form von Krebs »ausnahmslos tödlich« verlaufe und seine durchschnittliche Lebenserwartung mit diesem Tumor ungefähr acht Monate betragen würde.

Dann hatte Gould ein »Heureka-Erlebnis mit der Statistik, das mir viel Hoffnung und Trost verschaffte«. Der Forscher lernte, dass ein Durchschnittswert von acht Monaten Überlebenszeit eben auch bedeutet, dass einige Patienten deutlich länger überleben – er gehörte zu den Glücklichen, in seinem Fall waren es genau zwanzig Jahre, bis er 2002 starb.

Weil Krankheitsverläufe bei jedem Menschen unterschiedlich sind, ist es falsch, wenn Ärzte auf die Frage eines Patienten, wie lange er noch zu leben habe, konkrete Angaben machen. »Die Medizin kann nicht in die Zukunft schauen und keine individuellen Vorhersagen treffen«, sagt Ehninger. »Wir können nur über statistische Streubreiten berichten.« Frühformen mancher Krankheiten – etwa des Lungenleidens Sarkoidose oder beim Blutkrebs Morbus Hodgkin – könnten sich zudem völlig zurückbilden, ohne dass dabei mirakulöse Heilungen im Spiel seien.

Der Astronom Carl Sagan, der 1996 an Krebs gestorben ist, hat kurz vor seinem Tod ermittelt, dass Experten die Rate für Spontanheilungen bei Krebs auf eins zu zehntausend bis eins zu hunderttausend schätzen. Am Beispiel des französischen Wallfahrtsorts Lourdes zeigte Sagan, dass dort gar keine Wunderheilungen stattgefunden haben können. Seit 1858 von der Erscheinung der Jungfrau Maria am Rand der Pyrenäen berichtet wurde, sind schon mehr als 100 Millionen Menschen in der Hoffnung auf Heilung nach Lourdes gepilgert. Die katholische Kirche hat allerdings nur weniger als hundert Wunderheilungen auch als solche akzeptiert. Der »Heilerfolg« von Lourdes liege nach Sagans Berechnungen damit weit unter der üblichen Rate medizinisch erklärbarer Spontanheilungen bei Krebs.

Patienten wollen, dass Ärzte die seelische Not hinter Beschwerden entdecken

Wie die Seele im Körper Spuren hinterlässt, was ein Knick in der Lebenslinie bedeutet, wie Depression auf die Knochen schlägt und warum Stress den Cholesterinwert erhöhen kann

Viele Patienten klagen darüber, dass sie vom Arzt zu schnell abgefertigt und ihre eigentlichen Sorgen nicht erkannt werden. Sie wechseln den Arzt, doch gut behandelt fühlen sie sich noch immer nicht. Diese Unzufriedenheit drückt sich oft in körperlichen Beschwerden aus, für die keine organischen Ursachen gefunden werden können. Am häufigsten klagen solche Patienten über Bauchschmerzen, Herzschmerzen, Rückenschmerzen, Kopfschmerzen. Viele berichten von unerklärlicher Erschöpfung, von Schwindel, aber auch von Unterleibsschmerzen, plötzlicher Atemnot oder einem Engegefühl im Hals, ohne dass diese Beschwerden körperlich erklärt werden könnten.

Es gibt allerdings zahlreiche Hinweise darauf, dass die Psyche den Körper schädigt. Für Ärzte, die psychologischen Deutungen von Krankheit und Leid misstrauen, und für Patienten, denen körperliche Erklärungen ihrer Beschwerden lieber sind, gibt es neue Forschungsergebnisse, denen sie handfeste Begründungen für ihre Einstellung entnehmen können: Biochemiker, Neurobiologen, Physiologen und andere Laborforscher haben immer mehr Hinweise darauf gefunden, dass seelisches Leid, Stress, Niedergeschlagenheit und ungelöste Konflikte viele Spuren im Körper hinterlassen. Immer deutlicher erweist sich, dass und wie eine malträtierte Psyche Nervenzellen beeinflusst, Hormonkonzentrationen verschiebt, das Immunsystem schwächt oder sich negativ auf verschiedene Organfunktionen auswirken kann.

Karl-Heinz Ladwig, der sich an der Klinik für Psychosomatik der Technischen Universität München auf Psychokardiologie spezialisiert hat, entdeckte beispielsweise, dass einem Herzinfarkt häufig eine depressive Phase vorausgeht und dass in den sechs Monaten vor dem Infarkt bei vielen Menschen ein »Knick in der Lebenslinie« zu beobachten ist. »Ausgeprägte Erschöpfung und das Gefühl, ausgebrannt zu sein, können starke Hinweise auf einen drohenden Infarkt sein«, sagt Ladwig. »Den Leuten fällt es schwer, soziale Kontakte zu pflegen. Sie sind müde, aber dennoch aufgekratzt.«

Damit einher gehen auch Veränderungen des Gerinnungssystems – das Blut wird zähflüssiger, Thrombosen bilden sich leichter. Zudem steigen verschiedene Entzündungsstoffe im Blut wie Interleukin-6 und das C-reaktive Protein bei depressiver Verstimmung an. »Das ist doch wahnsinnig, dass der Körper nicht nur auf Giftstoffe oder Verletzungen mit einem Anstieg der Entzündungswerte reagiert, sondern auch auf mentale Überforderung«, begeistert sich Ladwig.

Forscher der Universität Hawaii entdeckten außerdem, dass unbewältigter Stress den Cholesterinspiegel erhöhen kann – ein weiterer Risikofaktor für Herzinfarkte. Probanden, die gut mit starken Belastungen umgehen konnten, hatten hingegen einen höheren Anteil des »guten« Cholesterins HDL im Blut, das die Adern schützt.

Depressive Verstimmung gilt mittlerweile als ebenso großer Risikofaktor für einen Herzinfarkt wie Bluthochdruck. »Es gehört zu den erstaunlichsten Erkenntnissen der letzten Jahre, wie stark sich Depression und Infarkt beeinflussen«, sagt Peter Henningsen. »Auch unter Kardiologen ist das noch zu wenig bekannt. Nur auf körperliche Faktoren wie Rauchen, Bluthochdruck und Diabetes zu achten ist zu wenig.«

Wissenschaftler der Universität Winston-Salem beobachteten, dass die Intensität von Schmerzen entscheidend davon beeinflusst wird, welches Ausmaß erwartet wurde und wie groß die Angst davor war. Die amerikanischen Neurobiologen hatten freiwilligen Probanden unangenehme, aber ungefährliche Hitzereize zugefügt. Sie erhöhten die Schmerz-reize von »gering« über »mäßig« bis »stark«. Nachdem diese Steigerung trainiert worden war, variierten sie die Tortur: Nun bekamen die Teilnehmer einen starken Schmerzreiz versetzt, als sie nur mit einem mäßigen gerechnet hatten. So unerwartet mit starker Hitze malträtiert, verringerte sich die Schmerzwahrnehmung um 28 Prozent im Vergleich zu den Versuchen, in denen starke Schmerzen erwartet und auch verabreicht worden waren. Mehr als 30 Prozent Schmerzlin-derung ist auch mit einem starken Opioid nicht zu errei-chen.

»Schmerz ist nicht nur das Ergebnis von Signalen aus einer malträtierten Körperregion, sondern er entwickelt sich aus dem gedanklichen Umfeld eines Menschen, das bei jedem einzigartig ist«, sagt der Neurowissenschaftler Robert Coghill, der die Studie geleitet hat. Die Erwartung starker Schmerzen geht mit einer gesteigerten Nervenaktivierung in verschie-denen Hirnregionen einher. Die Wege der Empfindung sind gleichsam gebahnt, bevor der entsprechende Reiz überhaupt da ist – Angst senkt die Schmerzschwelle.

Schmerztherapeuten wissen zudem, dass Antidepressiva nicht nur die Laune heben, sondern auch Schmerzen dämp-fen. Weil die Hirnregionen für Schmerz und Wohlbefinden eng miteinander verknüpft sind, trägt bessere Stimmung dazu bei, körperliche Torturen weniger stark zu empfinden. »Für chronisch Kranke ist es wichtig, die Schmerzerwartung zu unterbrechen«, sagt Carl Scheidt, Professor für Psychosoma-tik an der Universität Freiburg. »Kommt man nicht aus die-sem Teufelskreis heraus, gilt leider: Chronischer Schmerz sagt weiteren chronischen Schmerz voraus.«

Psychologen von der University of California in Los Angeles konnten sogar zeigen, dass soziale Ausgrenzung körperlich weh tut: Sahen freiwillige Versuchsteilnehmer auf Videoeinspielungen, wie Menschen zurückgewiesen wurden, aktivierte sich ihr Schmerzzentrum. Physiologisch konnten die Forscher anhand der Aufnahmen der Hirnaktivität kaum unterscheiden, ob den Probanden körperlicher Schmerz zugefügt worden war oder ob sie lediglich ansehen mussten, wie anderen seelischer Schmerz zugefügt wurde.

Es gibt mittlerweile etliche Studien, die den Einfluss der Psyche auf die Entstehung und den Verlauf von Krankheiten unterstreichen. Langzeituntersuchungen zeigen, dass Depressionen die Lebenserwartung senken, weil das Herz in Mitleidenschaft gerät. Schwermut geht sogar auf die Knochen: Der Mineralgehalt des Skelettsystems wird bei Depressiven – vermutlich durch erhöhte Kortisonspiegel – so vermindert, dass es zu deutlich mehr Knochenbrüchen kommt.

Auch bei Rückenschmerzen spielt die Psyche eine wichtige Rolle. Etwa 80 Prozent der Deutschen klagen mindestens einmal im Jahr über Schmerzen im Kreuz. Doch bei sechs von sieben der Patienten mit chronischen Problemen der Wirbelsäule lässt sich keine körperliche Ursache dafür finden – die, bei denen zufällig ein Schaden festgestellt wird, haben hingegen häufig keine Beschwerden. Orthopäden aus Stanford haben gezeigt, dass Rückenschmerzen am besten anhand eines Persönlichkeitsprofils vorhergesagt werden können. Wer Gefühle selten auslebte und zudem unzufrieden im Job oder in der Beziehung war, erwies sich als besonders anfällig.

»Es gibt eine wechselseitige Abhängigkeit«, sagt der Psychosomatiker Carl Scheidt. »Selbst die neurobiologische Reifung des Gehirns ist in hohem Maße von sozialen und psychischen Umweltbedingungen abhängig.« So berichten Kranke mit unklaren Schmerzen deutlich häufiger von Missbrauch in der Kindheit, fehlender Zuwendung oder Streitereien der Eltern.

»Gerade ist Oxytocin der große Renner«, sagt Scheidt über die Forschung nach weiteren Spuren, die die Seele im Körper hinterlässt. »Das als Bindungshormon bekannte Molekül scheint ein Gegenspieler des Stresshormons Kortison zu sein, es reduziert offenbar Angst und Aggressionen und erhöht die Schmerzschwelle.« Oxytocin könnte somit eine Brücke darstellen zwischen sozialen Erlebnissen und frühen Bindungserfahrungen – und damit auch die spätere Fähigkeit beeinflussen, mit psychischen Belastungen umzugehen.

»Da Patienten wie Ärzte danach streben, dass die Beschwerden legitim sind, kann es hilfreich sein, die psychischen Leiden körperlich zu erklären«, sagt Peter Henningsen. Natürlich sei es zwiespältig, wenn die Nöte der Seele dann doch wieder auf materielle Ursachen zurückgeführt würden. Dennoch bestehe ein großer Unterschied zu den rein organischen Erklärungsmodellen, denn »die Ursachen für die neu beobachteten Veränderungen lassen sich bisher nur psychologisch erklären«, so Henningsen. Die Patienten sind schließlich nicht psychiatrisch krank; sie fallen ihrer Umgebung kaum auf. Sie gehen noch ihrer Arbeit nach, kümmern sich um die Familie. Doch irgendwann schlagen ihnen der Stress mit dem Vorgesetzten, das Gezeter in der Ehe oder permanente Rückschläge so sehr auf Magen, Herz, Kopf oder Nieren, dass die körperlichen Symptome überhandnehmen.

Patienten wollen wissen, ob sie eher psychisch oder körperlich krank sind

Wie oft psychosomatische Beschwerden auftreten, wie sie sich von körperlichen Symptomen unterscheiden und welche Störungen beim Joggen oder mit Alkohol nachlassen

Manche Patienten kann es verunsichern, wenn sie erfahren, dass ihre Beschwerden nicht körperlich, sondern eher psychisch bedingt sind. In solchen Fällen kann es helfen, den Patienten zu erklären, wie häufig derartige Symptome sind. So ergab eine repräsentative Umfrage an 2050 Erwachsenen im Alter zwischen achtzehn und zweiundneunzig Jahren in Deutschland im Jahr 2005, dass 30,2 Prozent aller Erwachsenen immer mal wieder über »somatoforme« (also »psychosomatische«) Rückenschmerzen klagen, bei denen sich keine körperliche Erklärung finden ließ, 25,1 Prozent haben somatoforme Gelenkschmerzen, 19,9 Prozent Schmerzen in Armen oder Beinen, die körperlich nicht erklärt werden konnten. Unklare Kopf- oder Gesichtsschmerzen gaben 19,5 Prozent der Befragten an, Bauchschmerzen immerhin noch 10,7 Prozent.

Um sicher auszuschließen, dass Beschwerden nicht doch eine organische Ursache haben, ist ein Arztbesuch notwendig. Es gibt jedoch einige Hinweise, die darauf hindeuten, dass die Symptome psychosomatisch bedingt sein könnten. Wer den Verdacht hat, dass eine psychosomatische Ursache vorliegen könnte, kann auch ein Symptomtagebuch führen. Oft zeigt sich dann, dass die Beschwerden immer im Zusammenhang mit bestimmten Belastungen auftreten.

Schmerzen (besonders Kopfschmerzen) sind dann eher

psychosomatisch bedingt, wenn immer maximale Schmerzen mit wenig Modulation (also kaum veränderter Heftigkeit) angegeben werden, wenn sie nicht an bestimmte Organe oder Regionen gebunden sind, sondern generalisiert, lang anhaltend und nicht akut erscheinen. Für eine organische Ursache spricht hingegen eher, wenn Schmerzen plötzlich auftreten und so noch nie vorher vorgekommen sind.

Herzbeschwerden könnten dann eher psychosomatisch oder liebesbedingt sein, wenn die Schmerzen dort angegeben werden, wo Laien das Herz vermuten, nämlich in der linken Brust. Gefühle des Stolperns und von Herzaussetzern kommen auch bei psychosomatisch bedingten Herzleiden öfter vor. Eher organisch sind hingegen Schmerzen, die in die linke Schulter, den linken Arm oder das Kinn ausstrahlen, ein allgemeines Engegefühl um den Brustkorb, kalter Schweiß sowie Kreislaufstörungen wie kurze Ohnmacht.

Schwindel, der psychosomatisch bedingt ist, tritt typischerweise in psychisch belastenden Situationen auf, etwa in großen Gruppen oder unter Anspannung. Während des Sports, beispielsweise beim Joggen, treten hingegen keine Schwindelgefühle auf, auch nach mäßigem Alkoholkonsum ist der Schwindel weniger ausgeprägt. Eher organisch sind Schwindelbeschwerden, wenn sie unabhängig von der Situation auftreten und wenn starke Neigungen des Kopfes den Schwindel verstärken.

Häufiger Wechsel von Verstopfung und Durchfall, häufige Winde wie auch Beschwerden, die nur auf den Magen-Darm-Bereich konzentriert sind, sprechen für einen psychischen Hintergrund. Blutbeimengungen im Stuhl, wechselnde Farbe des Stuhlgangs sowie allgemeine Leistungsminderung und Schwäche sprechen hingegen für eine körperliche Ursache.

Patienten wollen von unnötiger Diagnostik und Therapie verschont bleiben

Warum eine zu frühe Diagnose manchmal ein Fluch ist, wieso eine Operation nicht immer sinnvoll sein muss, auch wenn ein Tumor zeitig entdeckt wird, und wie viele Behandlungen überflüssig sind

Abwarten oder behandeln? Diese Frage stellt sich nicht nur bei grippalen Infekten. Auch bei einem Leiden wie Prostatakrebs ist die Therapie nicht die einzige Lösung, die gut für die Patienten sein kann. An dem Tumor erkranken in Deutschland Jahr für Jahr etwa 40 000 Männer, 11 000 sterben jedes Jahr daran. Zum Zeitpunkt der Diagnose sind die Männer durchschnittlich einundsiebzig Jahre alt. Die Tumore wachsen äußerst langsam. Viele Männer im höheren Alter haben Krebsnester in ihrer Prostata, spüren aber bis zu ihrem Tod nichts davon. Bei etwa der Hälfte aller Achtzigjährigen finden sich millimetergroße Tumore in der Prostata. Meistens haben die kleinen Krebswucherungen keine gesundheitliche Bedeutung. Wenn sie entdeckt werden, verunsichern sie aber die Patienten.

Eine große Studie an 44 000 Männern kam im Fachblatt *Journal of the American Medical Association* 2006 zu dem Ergebnis, dass Männer mit Prostatakrebs länger überleben, wenn sie behandelt werden. Mediziner von der University of Pennsylvania in Philadelphia werteten aus, wie es den Männern zwölf Jahre nach der Erstdiagnose ging. In der Gruppe, die abwartete, starben 37 Prozent der Männer. Von den Patienten, die sich behandeln ließen, kamen hingegen nur 23,8 Prozent ums Leben.

Vordergründig sprechen die Daten dafür, Männer mit Prostatakrebs zu behandeln. Die Studie ist jedoch nur bedingt dazu geeignet, den Streit zu schlichten, ob bei Hinweisen auf Prostatakrebs besser behandelt oder abgewartet werden sollte. Bei der Untersuchung handelt es sich um eine Beobachtungsstudie; die Autoren werteten dazu rückblickend ein großes Krankenregister aus. »Solche Daten sind nie frei von Irrtümern und anfällig für systematische Fehler«, schreiben die Autoren selbstkritisch. »Die Gruppen sind undurchschaubar zusammengewürfelt«, sagt Gerd Antes vom Deutschen Cochrane Zentrum für evidenzbasierte Medizin in Freiburg, das die Qualität medizinischer Studien bewertet. »Den Effekt der Therapie kann man so überhaupt nicht beurteilen.«

Der Studienaufbau kann das Ergebnis stark beeinflussen: Eine Beobachtungsstudie unterliegt der Gefahr, dass die Patienten, die sich für eine Therapie entscheiden, deutlich gesünder und gesundheitsbewusster sind (und aus diesem Grund länger überleben) als diejenigen, die sich entscheiden, abzuwarten. »Verzerrung durch falsche Selektion« nennen Statistiker diesen methodischen Trugschluss. »Haben die Fittesten überlebt oder wurden sie in der Studie entsprechend ausgewählt?«, fragt der Urologe Mark Litwin von der University of California in Los Angeles. »Bis es darüber Klarheit gibt, sollten die Ärzte standhaft bleiben und versuchen, Übertherapien wie Untertherapien zu vermeiden, indem sie bei jedem Patienten den wahrscheinlichen Verlauf des Tumors und die Lebenserwartung genau abwägen.«

Patienten wie Ärzte werden immer häufiger mit den Risiken Überdiagnose und Übertherapie konfrontiert. Darunter verstehen Mediziner, dass eine Krankheit diagnostiziert und behandelt wird, die der Patient ohne die Untersuchung nie bemerkt hätte. Und in kaum einem Fall ist die Gefahr einer überflüssigen Therapie und Diagnostik so groß wie bei Prostatakrebs: Zwischen 30 und 70 Prozent der Prostatakarzinome gelten als Überdiagnosen, weil sie nie aufgefallen wären.

Seit dieser hohe Anteil Überdiagnosen bekannt ist, wird der Umgang mit Männern, bei denen Krebs in der Prostata entdeckt worden ist, kontrovers diskutiert. Manche Urologen bevorzugen die Therapie, weil dann keine Gefahr mehr besteht, egal, wie sich der Krebs entwickelt. Andere wollen den Verlauf des Krebses abwarten und den Männern unnötige Behandlungen ersparen, bei denen im schlimmsten Fall Impotenz und Inkontinenz drohen.

In Deutschland wurden 1980 weniger als 20 000 Fälle von Prostatakrebs diagnostiziert. Im Jahr 2000 waren es über 40 000. Urologen profitieren davon, wenn sich mehr Männer untersuchen lassen. Der PSA-Test, der das prostataspezifische Antigen im Blut misst, kostet etwa 30 Euro und wird von den Kassen nicht erstattet. Das hat seinen Grund, denn er ist ungenau – die Werte sind auch bei Entzündungen, nach Sex und Radfahren erhöht. Zudem liefert der Test falsch positive und falsch negative Ergebnisse – er gibt Hinweise auf eine vermeintliche Krebsdiagnose, obwohl kein Tumor vorliegt, oder Entwarnung, obwohl sich ein Krebs gebildet hat.

»Die Verbreitung des PSA-Tests hat dazu geführt, dass immer mehr Männer mit frühen und langsam wachsenden Krebsformen diagnostiziert werden«, schreiben die Autoren. Eine Studie an 72 000 Männern in den USA kam im Januar 2006 zu dem Schluss, dass Männer, deren PSA regelmäßig untersucht wurde, nicht länger lebten als solche, die auf die Vorsorge verzichteten. Das unabhängige Netzwerk Evidenzbasierte Medizin, das den Wert medizinischer Studien für die Patienten prüft, stellt zum PSA-Test fest: »Der Nutzen einer solchen Maßnahme im Sinne eines verlängerten Überlebens von betroffenen Männern ist nach einhelliger wissenschaftlicher Auffassung nicht belegt.«

»Bevor unsere Daten die Therapie beeinflussen, müssen sie in randomisierten Studien an Männern mit Prostatakrebs bestätigt werden«, schreiben die Autoren der aktuellen Studie. Das wird dauern, denn mit Ergebnissen von zwei Untersuchungen, in denen möglichst ähnliche Teilnehmer in den Gruppen sind und vorher festgelegt wurde, wer behandelt wird, ist erst 2008 und 2009 zu rechnen. »Alles wartet auf diese Studien«, sagt Gerd Antes. »Aber in der Praxis wird so getan, als ob man das Ergebnis schon kennen würde.«

Patienten wollen da sein, wenn die Visite kommt

Was Ärzte am leeren Krankenbett besprechen, wann der Patient erst das Röntgengerät und dann den Doktor sieht und wie Mediziner sonst noch Patienten aus dem Weg gehen

Patienten wollen respektvoll und freundlich behandelt werden – das fängt im Wartezimmer und mit dem Kontakt zur

Sprechstundenhilfe an und setzt sich im Gespräch und im Umgang mit dem Arzt fort. »Es ist keine böse Unterstellung, zu sagen, dass in mancher Arztpraxis der Patient erst das Röntgengerät und dann den Arzt gesehen hat«, schreibt der Bremer Arzt und Gesundheitswissenschaftler Norbert Schmacke. Ebenso wenig ist es eine Unterstellung, dass manche Patienten nach der Visite erst einmal die Krankenschwester oder ihren Bettnachbarn fragen müssen, was der Arzt gerade gesagt hat.

Besonders schön ist in diesem Zusammenhang das immer noch in etlichen Krankenhäusern gepflegte Ritual der Visite am leeren Bett. Die absurde Situation kennt jeder, der schon einmal im Krankenhaus gearbeitet hat oder dort eine gewisse Zeit als Kranker zubringen musste: Der Patient ist gerade nicht da – er ist zu einer Untersuchung in der Röntgenabteilung oder anderswo oder auch nur gerade mal auf die Toilette verschwunden. Trotzdem reden die Ärzte an seinem Bett über ihn.

Den weißen Tross, der zur Visite in das Zimmer gestürmt kommt, scheint das nicht weiter zu stören. Die Tradition muss gepflegt werden. Die jüngsten Assistenzärzte mit der wenigsten Erfahrung müssen zitternd vor den gestrengen Augen des Chefarztes am leeren Krankenbett die wichtigsten Fakten und Untersuchungsergebnisse herbeten. Dann wird über das weitere Vorgehen gefachsimpelt. Wenn der Patient Glück hat und gut betreut wird, erwähnt ein Arzt oder eine Schwester, dass er in letzter Zeit diese oder jene Beschwerden gehabt habe. Dann geht die Visite am nächsten Bett weiter – ohne Rücksicht auf Verluste, das heißt unabhängig davon, ob die Patienten gerade da sind oder nicht. Man kann sich ja nicht von jeder Widrigkeit stören lassen.

Man stelle sich vor, Anwälte würden die Fälle ohne ihre Mandanten besprechen, Verkäufer ohne ihre Kunden den Handel abschließen. Als während einer Psychosomatiktagung über diese Rituale der patientenfreien Visite berichtet wurde, reagierten die anwesenden Mediziner amüsiert bis konsterniert. Ein Arzt sagte lachend, seit ihm dieses absurde Vorgehen bewusst geworden sei, könne er nicht mehr in ein Patientenzimmer kommen und ein leeres Bett sehen, ohne schmunzeln zu müssen.

Patienten wollen wissen, welche Gefahren in der Klinik drohen

Warum ein Arztbesuch Nebenwirkungen haben kann, wieso unbekannt ist, wie viele Opfer die Medizin fordert. und weshalb man im Krankenhaus krank werden kann

Wie viele Opfer die Medizin jedes Jahr fordert, weiß niemand. Weder die Zahl der Todesfälle noch die schwerer Nebenwirkungen und Schäden ist genau bekannt. Viele Fehler, Irrtümer und Komplikationen werden erst gar nicht als solche erkannt. Manchmal können weder Ärzte noch Patienten sagen, ob die verzögerte Heilung nach einer Operation darauf zurückzuführen ist, dass der Eingriff nur mäßig gelungen, das Medikament danach nicht das richtige oder die Konstitution des Kranken zu angegriffen war. »Man weiß oft nicht, woran jemand im Krankenhaus gestorben ist«, sagt Johann Neu, Jurist der Schlichtungsstelle für Haftpflichtfragen der Norddeutschen Ärztekammern.

Gemeinsam mit seinem Kollegen, dem Arzt Klaus Dieter

Scheppokat, hat Neu versucht, das Ausmaß der medizinischen Schäden genauer zu erfassen. Im *Deutschen Ärzteblatt* berichteten die beiden im November 2007 von den mehr als 10 000 Verfahren, die von 2000 bis 2003 in der Schlichtungsstelle abgeschlossen wurden. Die Stelle bearbeitet etwa die Hälfte aller Schlichtungsfälle bundesweit.

Die Analyse ergab, dass knapp ein Drittel der Schäden auf ärztliche Therapiefehler zurückging. Ein weiteres Drittel entstand zwar auch durch die Behandlung, aber nicht durch eine fehlerhafte (wozu beispielsweise auch Arzneinebenwirkungen oder OP-Komplikationen gehören). Die restlichen Schäden, etwas mehr als ein Drittel, gingen auf das Grundleiden zurück. So beklagten sich manche Patienten beispielsweise, dass sie nach einer Operation eine Narbe hatten.

»Es ist heikel, unsere Zahlen bundesweit hochzurechnen«, sagt Neu. »Wir brauchen nicht mehr Daten, sondern Konsequenzen aus dem, was wir wissen.« So sollten Ärzte weniger Zeit mit Bürokratie verbringen müssen und sich öfter kritisch fragen, ob dieser Eingriff oder jene Arzneimittelgabe wirklich nötig seien. Die Schlichtungsstellen kennen die regionalen Defizite, etwa in welchem Landstrich häufiger Komplikationen nach Hüftoperationen auftreten oder wo es bei Eingriffen am Herzen öfter zu schlechten Verläufen kommt. Noch wollen sie die Ergebnisse nicht bekanntgeben. »Wir bieten dort gezielt ärztliche Fortbildungen an, um die Patientensicherheit zu erhöhen«, sagt Neu.

Studien aus den USA und anderen Ländern zeigen, dass 3 bis 4 Prozent der Patienten im Krankenhaus Schäden erleiden. Bezogen auf die etwa 17 Millionen Behandlungen, die jährlich in deutschen Kliniken stattfinden, würde das erschreckende Zahlen ergeben: Demnach würden jährlich 500 000 Menschen Schäden durch die Medizin erleiden – 140 000 von ihnen durch Behandlungsfehler.

Ähnlich ungenau sind die Angaben zu Todesfällen. Für die USA war das Institute of Medicine im Jahr 2000 zu dem Schluss gekommen, dass dort jährlich zwischen 44 000 und 98 000 Menschen durch Medizinirrtümer ums Leben kommen. Diese Zahlen hatten weltweit Beunruhigung ausgelöst. »2006 wurden uns achtundzwanzig Todesfälle gemeldet, die auf Fehler zurückgingen – zudem dreißig Todesfälle nach Therapien, auch wenn keine Fehler vorlagen«, sagt Neu.

Die Dunkelziffer ist allerdings hoch. Das Robert-Koch-Institut schätzt, dass mindestens 40 000 Patienten in Deutschland jährlich Ansprüche erheben.

Die Schlichtungsstelle hatte am häufigsten mit Schäden nach Operationen zu tun. Das ist nicht verwunderlich, denn Medikamentenzwischenfälle sind weitaus schwieriger aufzudecken. »Arzneimittel zu geben ist ein Hochrisikoprozess«, sagt Daniel Grandt, Internist am Klinikum Saarbrücken und Mitglied der Arzneimittelkommission der deutschen Ärzteschaft.

Patienten wollen wissen, welche Nebenwirkungen Medikamente haben können

Wie viele Menschen wahrscheinlich durch Arzneimittel krank werden, warum es keine genauen Zahlen über Schädigungen gibt und wie hoch die Dunkelziffer nicht gemeldeter Zwischenfälle sein könnte

Voltaire war ziemlich skeptisch gegenüber dem Treiben der Mediziner: »Ärzte geben Medikamente, von denen sie wenig wissen, in Menschenleiber, von denen sie noch weniger wissen, zur Behandlung von Krankheiten, von denen sie überhaupt nichts wissen«, hat der französische Aufklärer gesagt.

Seit Voltaires Zeiten hat die Medizin zwar erhebliche Fortschritte gemacht. Nebenwirkungen von Arzneien können Ärzte bisher jedoch nur unzureichend verhindern. Einer Auswertung im Fachblatt *Archives of Internal Medicine* vom Herbst 2007 zufolge haben die Komplikationen sogar stark zugenommen. Demnach hat sich die Zahl der schweren Arzneimittelzwischenfälle seit 1998 mehr als verdoppelt. Die Todesfälle durch Medikamente haben sich seither sogar nahezu verdreifacht.

»Dieser Anstieg weist auf ein massives Problem hin«, sagt Thomas Moore vom Institute for Safe Medication Practices in Pennsylvania. »Wir müssen endlich lernen, besser mit Arzneimittelrisiken umzugehen. Das derzeitige System schützt die Patienten nicht genug.« Das Team um Moore hatte Berichte von Nebenwirkungen und Todesfällen ausgewertet, die von der US-amerikanischen Arzneimittelbehörde FDA seit 1998 registriert werden. Wurden 1998 noch 34 966 Komplikationen verzeichnet, waren es 2005 schon 89 842. Die

Zahl der Todesfälle nahm im selben Zeitraum sogar von 5519 auf 15 107 zu.

Verschiedene Faktoren tragen dazu bei, dass offenbar immer mehr Nebenwirkungen gemeldet werden. So ist die Zahl der verschriebenen Medikamente insgesamt in den USA seit 1998 um etwa die Hälfte gestiegen – dies könne rund 25 Prozent der zusätzlichen Zwischenfälle erklären, vermuten die Autoren. Etwa 15 Prozent des Anstiegs gehen auf einige wenige neue Substanzen zurück, darunter hauptsächlich Schmerzmittel sowie Medikamente, die das Immunsystem beeinflussen. »Im Gegensatz zu unseren Erwartungen machten die Mittel, die vom Markt genommen wurden, aber nur einen geringen Teil der problematischen Fälle aus«, sagt Moore.

Nach verschiedenen Schätzungen werden von der FDA nur 0,3 bis 33 Prozent der tatsächlichen Nebenwirkungen erfasst. Die Dunkelziffer liegt also nicht nur ein bisschen, sondern deutlich höher. Ungewiss sind auch entsprechende Angaben für Deutschland. »Es gibt keine belastbaren Erhebungen zu dieser Frage, aber man kann die Zahlen aus den USA, aus Kanada oder Australien durchaus übertragen«, sagt Daniel Grandt vom Vorstand der Arzneimittelkommission der deutschen Ärzteschaft. »Man kann die Dimension mit den etwa 5000 jährlichen Todesfällen im Straßenverkehr vergleichen – gegen diesen Missstand wird aber weitaus mehr getan.« Der Sachverständigenrat im Gesundheitswesen schätzt in seinem Gutachten 2007, dass in Deutschland 80 000 Patienten jährlich wegen Nebenwirkungen ins Krankenhaus müssen – mindestens 40 Prozent dieser Fälle wären vermeidbar, sagen die Experten.

Das Bundesinstitut für Arzneimittel und Medizinprodukte (BfArM) gibt hingegen zwischen 15 000 und 17 000 unerwünschte Nebenwirkungen durch Medikamente jährlich an, Tendenz ebenfalls steigend. Dazu zählen 1200 bis 1400 tödliche Komplikationen. Diese Zahlen erfassen aber nur die Zwischenfälle, die gemeldet werden. »Das sind weder alle Nebenwirkungen noch alle Todesfälle«, sagt Ulrich Hagemann, der die Abteilung für Pharmakovigilanz im BfArM leitet, die bundesweit für die Arzneimittelsicherheit und -überwachung zuständig ist. »Leider muss man vermuten, dass die Mehrzahl der Ärzte keine Nebenwirkungen meldet.«

Patienten wollen, dass harmlose Leiden relativiert werden

Wieso manche Leiden in Großbritannien mit einer niedrigeren Krankenversicherung belohnt werden, was Franzosen schätzen und warum es in Litauen kein Schleudertrauma gibt, dafür aber in Deutschland mehr Rückenschmerzen als in England

In Deutschland wird niedriger Blutdruck noch immer für eine Krankheit gehalten. In einigen neueren Lehrbüchern steht zwar, dass die Hypotonie, wie geringer Blutdruck wissenschaftlich heißt, nicht schädlich ist und sogar mit einer höheren Lebenserwartung einhergeht – sofern man sich nicht bei Stürzen verletzt, wenn einem plötzlich schwarz vor Augen wird. Doch andere Fachbücher erwähnen den positiven Aspekt der Hypotonie überhaupt nicht. In der neuesten Ausgabe des *Pschyrembel*, dem klinischen Wörterbuch für Ärzte und Laien, werden nur furchteinflößende Symptome wie Kollapsneigung, Hyperhydrose, kalte Extremitäten und die Neigung zu Unterzuckerung aufgeführt. Anders in England – dort werden Menschen mit Hypotonie systematisch belohnt, indem sie weniger in die Krankenversicherung einzahlen müssen.

Die Bewohner Frankreichs schenken hingegen den Erkrankungen der Leber allergrößte Aufmerksamkeit. Deswegen gelten im Land von Bordeaux, Chablis und Côte du Rhône die Leberexperten auch als Krone der Heilkunde, während in Deutschland zweifellos die Kardiologen das größte Ansehen unter den Ärzten genießen. Medizinhistoriker führen die Neigung der Teutonen zum Pumpmuskel auf den großen Einfluss der deutschen Romantik zurück, die das Herz endgültig zum Sitz von Gefühl und Empfindsamkeit verklärte.

Die Wahrnehmung von Krankheiten und ihre Bewertung sind stark von kulturellen und gesellschaftlichen Eigenarten geprägt. Das zeigt sich auch bei Beschwerden, für die trotz wiederholter medizinischer Untersuchungen keine organische Erklärung gefunden werden kann. Während in Mitteleuropa beispielsweise das Schleudertrauma nach einem Autounfall ein populäres Krankheitsbild ist, scheint es in Litauen gänzlich unbekannt zu sein.

Zu diesem erstaunlichen Ergebnis kamen Neurologen der Universitätsklinik Trondheim, nachdem sie die polizeiliche Unfallstatistik in der litauischen Stadt Kaunas ausgewertet hatten. Die norwegischen Forscher entdeckten, dass die Opfer eines Auffahrunfalls in Litauen anschließend keineswegs häufiger an Kopfschmerzen, Rückenschmerzen, Nackenbeschwerden oder unklaren Schwindelgefühlen litten als gleichaltrige Vergleichspersonen, die keinen Unfall hatten.

Dies galt sowohl für die Zeit unmittelbar nach dem Unfall als auch bis zu drei Jahre danach.

In Litauen sind die meisten Autofahrer nicht versichert, und über das Schleudertrauma ist in der Bevölkerung wenig bekannt – es existiert nicht mal ein nicht-medizinischer Begriff dafür. Daher, so vermuten die Autoren der norwegischen Studie, rechnen die Autofahrer des baltischen Landes weder mit möglichen gesundheitlichen Folgen eines Auffahrunfalls noch mit einer finanziellen Entschädigung. Der unterschiedliche versicherungstechnische und gesellschaftliche Hintergrund führe dazu, dass die Beschwerden, die andernorts in Europa häufig angegeben werden, in Litauen kaum vorkommen, schlussfolgern die Autoren der Studie.

Starke regionale Unterschiede sind auch bei einem so weit verbreiteten Leiden wie Rückenschmerzen zu beobachten. Eine Untersuchung von mehr als 6000 Briten und Deutschen ergab 2003, dass in Westdeutschland am häufigsten über Rückenschmerzen geklagt wird: 71 Prozent der befragten Westdeutschen gaben an, im Jahr zuvor Schmerzen im Kreuz verspürt zu haben. In Ostdeutschland waren es hingegen nur 65 Prozent. Der größte Unterschied bestand jedoch zu Großbritannien, wo nur 32 Prozent der Befragten angaben, dass sie in den zwölf Monaten zuvor an Rückenschmerzen gelitten hatten.

»Die wahrscheinlichste Erklärung für diese großen Unterschiede ist, dass die Deutschen Schmerzen offenbar nicht nur anders wahrnehmen, sondern auch ganz anders darüber berichten als andere Nationen«, sagt der Sozialmediziner Heiner Raspe von der Universität Lübeck, der die Untersuchung geleitet hat.

Wolfgang Merkle, Chefarzt der Psychosomatik am Hospital zum Heiligen Geist in Frankfurt, sieht den Wunsch nach »rechtmäßigen« Beschwerden als Ursache dafür, dass in verschiedenen Ländern und Regionen Krankheiten so unterschiedlich häufig sind. Je nach gesellschaftlicher Akzeptanz und kultureller Tradition hätten die Leiden in jedem Land eine andere Bedeutung. So hätten Allergien und Burn-out in der Wahrnehmung der deutschen Bevölkerung dramatisch zugenommen, während Diagnosen wie die Wortungetüme Multiple Chemikalienunverträglichkeit und Chronisches Erschöpfungssyndrom besonders in jenen Kreisen Popularität erlangt hätten, die starke Angst vor Umweltbelastungen haben.

Patienten wollen nicht mit Problemen der Ärzte behelligt werden

Wieso Mediziner manchmal prahlen, wann Ärzte eine Wohnung zu vermieten haben, was Patienten denken, wenn sie unterbrochen werden, und wer wen für wie wichtig hält

Der Arzt hat es anscheinend gut gemeint und wollte Trost spenden. Deshalb verriet er dem Patienten, dass er an der gleichen Krankheit leide wie dieser: »Ich habe auch diesen Reflux – die Magensäure steigt auf und irritiert die Speiseröhre«, sagte er. Ein anderer Arzt bezog sich ebenfalls mit ein. Wohl um seinen Patienten dadurch zu motivieren, rechnete er ihm vor, dass er – bei gleicher Größe – 15 Kilogramm weniger wiege und sogar Halbmarathon laufe.

Ein anderer Doktor kam seinem Patienten geschäftlich

näher und bot ihm »einen guten Preis« für die Räume über seiner Praxis. Ein weiterer Mediziner beklagte sich schließlich bei einem Kranken, dass er gerade solo sei und »auch sonst wenig Freunde« habe – und fragte den Patienten dann nach dessen Problemen beim Wasserlassen.

Wenn Ärzte ins Plaudern geraten und vertraulich werden, erzählen sie ihren Patienten manchmal von den eigenen Beschwerden oder persönlichen Problemen. Bisher taten sie das in dem Glauben, den Kranken, die sich ihnen anvertrauen, damit etwas Gutes zu tun. »Die meisten Mediziner vermuten, dass sie auf diese Weise das Verhältnis zu den Patienten verbessern und ihnen mehr Nähe vermitteln«, sagt Susan McDaniel, Familienärztin an der Universität Rochester im US-Staat New York. »Ärzte sehen jeden Tag so viele Patienten, dass die Visiten oft sehr kurz ausfallen und das Gespräch auf die Symptome beschränkt werden muss.«

Doch geteiltes Leid ist offenbar nicht immer halbes Leid, denn Patienten haben keinen Nutzen von der Leutseligkeit ihrer Doktoren. Im Gegenteil: Reden Mediziner über sich, stört dies sogar die Arzt-Patienten-Beziehung, berichteten Ärzte aus den USA im Fachblatt *Archives of Internal Medicine* im Sommer 2007. Das Medizinerteam hatte fast zweihundert Gespräche zwischen Ärzten und Patienten aufgezeichnet und analysiert, bevor es zu diesem Schluss kam.

Diese Untersuchung zeigt, dass sich alles nur um den Arzt dreht, wenn dieser erst mal anfängt, von sich zu erzählen – was mehr als ein Drittel der Mediziner taten. Dadurch wird der Informationsfluss der Patienten unterbrochen und die ohnehin knappe Zeit noch kürzer, in der sich die Kranken und Hilfesuchenden ihrem Arzt anvertrauen können. So nahmen 70 Prozent der Patienten im weiteren Gesprächsverlauf das Thema des Arztes auf, anstatt auf ihr eigenes Anliegen zurückzukommen. Anscheinend halten sie ihr eigenes Thema nicht mehr für so wichtig, wenn der Arzt erst mal loslegt.

»Ich rede selbst mit den Patienten über mich und bin deshalb von den Ergebnissen ziemlich enttäuscht«, sagt der Allgemeinmediziner Howard Beckman, ein Co-Autor der Studie. Er hatte erwartet, dass Ärzte, die persönlich werden, ihre Patienten im Mittelpunkt sehen und dass Kranke sich mehr öffnen und wichtige Informationen preisgeben, wenn sie spüren, dass ihr Arzt auch über sich redet. »Doch in 85 Prozent der Fälle hatten die Kranken keinen Nutzen von dieser Art Gespräch, sondern nur die Mediziner«, so Beckman.

Psychosomatisch geschulte Ärzte wissen allerdings schon länger, dass sie es tunlichst vermeiden sollten, mit den Kranken über sich zu reden. »Ganz selten kann es den Patienten zwar helfen«, sagt Peter Henningsen, der die Klinik für Psychosomatische Medizin und Psychotherapie an der Technischen Universität München leitet. »Meistens ist es jedoch eher ein Zeichen dafür, dass der Arzt nicht richtig hinhört und sich nicht einfühlt, wenn er von sich redet.« Zudem vermittle der Arzt mit seiner verbalen Egozentrik unterschwellig den Patienten: Stell dich nicht so an – ich sitze trotzdem hier und arbeite, auch wenn ich es ebenfalls gerade nicht so leicht habe. »Das schwingt mit«, sagt Henningsen. »Das Signal an den Patienten ist dann: Deine Probleme sind nicht so wichtig.«

Ärzte sollten also die Schilderung von persönlichen Schwierigkeiten den Patienten überlassen und diesen zeigen, dass sie sich einfühlen können, indem sie auf die Sorgen und Nöte der Kranken eingehen. Therapeutische Beziehung bedeutet nicht, dass der Arzt mittherapiert wird. Das Schlagwort von der »sprechenden Medizin« darf keinesfalls bedeuten, dass die Ärzte über sich reden, den Patienten nicht aufmerksam zuhören oder ihnen über den Mund fahren.

Patienten wollen Entlastung von Ängsten und Schuldgefühlen

Warum Norman Mailer seine Frau niederstach, was bei Krebs nicht unbedingt helfen muss und warum es gemein ist, Kranke als Opfer ihrer selbst zu bezeichnen

Viele Ärzte ahnen nicht, welchen Vorstellungen über Krankheit und zu den Ursachen von Leid manche Patienten noch anhängen. Was unter Medizinern schon längst verpönt ist, erfreut sich bei manchen Patienten noch größter Beliebtheit. So ist der Glaube an die Krebspersönlichkeit beispielsweise nach wie vor sehr verbreitet. Norman Mailer etwa glaubte zu wissen, was er tun musste, um gesund zu bleiben. Als der amerikanische Schriftsteller 1960 seine zweite Frau Adele Morales im Vollrausch niederstach, begründete er die Bluttat damit, dass er Krebs bekommen hätte, wenn er sich nicht auf diese Weise von seinen »mordlustigen Regungen« befreit hätte.

Die US-Schriftstellerin Susan Sontag beschrieb 1978 in ihrem Buch *Krankheit als Metapher* bereits, dass Krebs keineswegs allein ein Leiden der »seelisch Angeschlagenen« sei und nichts mit Schuldfragen zu tun habe. Dennoch hat sich bis

93

heute unter Nicht-Medizinern massiv die Vorstellung von einer »Krebspersönlichkeit« gehalten, wonach Menschen, die eher zurückhaltend und in sich gekehrt sind, häufiger Tumoren bekommen als jene, die auch mal aus sich herausgehen können. Die Wissenschaft – zumindest Psychoonkologie und Psychosomatik – widerspricht dem seit langem und erhält durch eine neue Studie weiter Unterstützung.

»Weder direkt noch indirekt haben Gefühlszustand und Charakter etwas mit der Prognose von Krebs zu tun«, sagt James Coyne von der University of Pennsylvania in Philadelphia. Der Psychiater und sein Team haben zehn Jahre lang mehr als 1000 Patienten mit fortgeschrittenen Tumoren an Kopf und Hals untersucht und ihr psychisches Befinden analysiert. Mehr als 600 Patienten sind im Verlauf der Untersuchung gestorben. Die Studie, die im Herbst 2007 im Fachblatt *Cancer* erschienen ist, zeigt, dass auch diejenigen, die sich in den Befragungen und psychischen Tests als relativ zufrieden und ausgeglichen äußerten, nicht länger lebten als jene, die niedergeschlagen und unglücklich waren.

»Es gibt bisher keinen wissenschaftlichen Nachweis dafür, dass psychische Faktoren für die Entstehung von Krebs oder die Überlebenschancen relevant sind«, sagt Peter Henningsen. Vermutungen, dass der Charakter oder die Persönlichkeit etwas mit der Krankheit zu tun hätten, seien zudem immer auch mit der Annahme von Schuld verbunden, sagt der Psychosomatiker und fordert daher: »Wenn man mit der Mär von der Krebspersönlichkeit aufräumt, hat das auch einen entlastenden Effekt für die Patienten.«

Gerade am Anfang der Erkrankung hätten die meisten Krebspatienten Schwierigkeiten, ihr Leiden zu akzeptieren, sagt Peter Herschbach, der die Sektion für Psychosoziale Onkologie an der Technischen Universität München leitet. »Die Erkrankten fragen sich: Warum gerade ich, war es der Stress oder bin ich vom Charakter her gefährdet?«

Erwachsene bezichtigen sich im Erkrankungsfall häufig selbst, falsch gelebt zu haben. Kinder glauben oftmals, dass sie nur krank geworden sind, weil sie nicht artig waren und beispielsweise immer die Oma geärgert oder ihr Abendbrot nicht aufgegessen haben. »Krebs ist ein unfaires Unternehmen«, begegnet Charlotte Niemeyer, Leiterin der Kinderonkologie an der Freiburger Universitätsklinik, solchen Vorurteilen. »Wen es trifft, den trifft es.«

Wer sich mit seiner Krankheit auseinandersetzen will, um sie besser zu verarbeiten, könne das natürlich tun – darin sind sich alle Experten einig. »Die Erwartung, Krebs zu bekämpfen und das Leben zu verlängern, indem man sein psychisches Befinden verbessert, ist jedoch völlig fehl am Platze«, sagt Psychiater Coyne. Wer sich durch eine Psychotherapie oder in einer Selbsthilfegruppe besser fühle und den Kampfgeist gegen seine Erkrankung stärken will, solle entsprechende Angebote wahrnehmen, das könne emotional und sozial aufbauen. »Die rein körperliche Prognose wird dadurch aber nicht beeinflusst«, sagt Peter Herschbach. »Für Betroffene kann es dennoch hilfreich sein, schließlich stellen sich viele Krebspatienten die Frage, wie sie die Zeit erleben, die ihnen noch bleibt.«

Patienten wollen ihre eigene Wahrheit behalten

Warum eine Frau sich achtzehnmal operieren lässt, was Strom alles im Körper auslösen kann und warum manchmal nur der Patient die Wahrheit kennt

Es ist nicht immer einfach, Waltraud S. zu folgen. Sie kennt zwar die Wahrheit, ihre Wahrheit, aber das macht es Außenstehenden nicht leichter, im Gegenteil. Für die Vierundsechzigjährige aus einem kleinen Dorf nahe der französischen Grenze fügt sich alles zusammen, so klar, so logisch: Das, was der Parkhauswächter sagt, der Elektriker aus dem Nachbarort, der Frauenarzt und viele andere auch. Außerdem fühlt sie es doch jeden Tag, das ist das Wichtigste. Sie spürt ihre Schmerzen, merkt, dass sie nicht mehr weiter kann, weiß, wie sehr ihr Körper sich verändert hat. »Ich liege manchmal nur noch in der Gegend herum«, sagt sie.

Selbst das, was im Duden steht, passt ja zu ihren Beschwerden. Aus dem Duden hat Waltraud S. die Seite kopiert, auf der sich der Begriff »Metall« findet. »Sammelbezeichnung für chemische Grundstoffe, die schmelzbar sind und meist Wärme und Elektrizität gut leiten«, steht auf ihrer Kopie. Die Worte »Elektrizität gut leiten« hat sie dick unterstrichen. Sie hat sich mit den Eigenschaften von Strom beschäftigt in letzter Zeit. Dass Metall gut leitet, hat schließlich viel mit der Wahrheit zu tun, mit ihrer Wahrheit.

Wenn man Waltraud S.' Wahrheit verstehen will, muss man unterscheiden zwischen vorher und nachher. Vorher, das war, bevor sie im Herbst 1997 mit einer Bekannten nach Stuttgart gefahren ist. Nachher – das ist der ganze Schlamassel, der dann folgte. Sie zeigt Fotos. Auf einem Bild ist sie während einer Familienfeier zu sehen. Das war vorher, erklärt sie, und ihre Stimme wird leise. Auf einem anderen Foto sieht man sie auch auf einer Familienfeier. Das war nachher. »Vorher war ich ein glücklicher Mensch, und das sah man auch«, sagt sie. »Und jetzt schauen Sie sich das hinterher an.« Auf den Fotos ist kaum ein Unterschied in ihrem Aussehen zu erkennen.

Das, was zwischen vorher und nachher geschah, muss man sich so vorstellen, wie Waltraud S. es schildert – nur sie hat es ja erlebt. Sie fuhr mit dem Auto von Freiburg nach Stuttgart, um dort eine Boutique zu übernehmen. Zuvor hatte sie einige Jahre als Verkäuferin gearbeitet, jetzt wollte sie sich mit Mitte fünfzig selbständig machen. In Stuttgart fuhr sie dann in die vermaledeite Parkgarage, die sie bis heute verflucht und die sie besser nie betreten hätte. Sie hielt vor der Schranke und lehnte sich aus dem Fenster, um einen Parkschein zu ziehen. Dann ging alles ganz schnell. »Ich bekam einen Schlag«, sagt sie, »ich bin an diesem Knopf hängen geblieben. Ich fühlte mich wie mit einem nassen Finger auf einem Eisklotz. Ich denke, ich bleibe kleben. Dann war da plötzlich sofort dieser Metallgeschmack im Mund. Woher kam der? Und warum war mir so schlecht?«

Waltraud S. weiß es. »Ich merke vielleicht früher als andere, wenn sich mein Körper verändert«, sagt sie. Sie kennt ihren Körper gut, vielleicht zu gut. Im Wohnzimmer ihres Häuschens stehen Fitnessgeräte. Ein Bauchmuskeltrainer. Eine Sprossenwand. Ein paar Hanteln. Sie achtet auf ihr Äußeres, hat lange, lackierte Fingernägel, langes, blondiertes Haar, volle Lippen und einen dunklen Teint. »Ich stelle mich jeden Morgen in die Sonne«, sagt sie. »Wenn der Körper so voll Sonne ist, gibt es nichts Böses, kann es keinen Krebs geben.« Dabei lacht sie. Kurz zuvor hatte sie gesagt, dass sie eigentlich nie so richtig fröhlich war seit ihrer Kindheit.

Waltraud S. versucht, Erklärungen zu finden, für etwas, das nicht in Ordnung ist mit ihr, mit dem eigenen Körper und dem eigenen Befinden, womöglich mit dem ganzen Leben.

Jetzt redet sie von ihren wahnsinnig strengen Eltern, weshalb sie sich auch den erstbesten Mann geschnappt habe. Und dann hat sie den Knoten in der Brust gehabt, 1981 war das, als sie erfahren musste, dass ihr Mann eine Freundin hat. Sie sagt nicht: Er hat mich betrogen. Der Knoten in der Brust, der treulose Mann, das war vor mehr als fünfundzwanzig Jahren. Ihre Wahrheit will sie jetzt.

In der Klageschrift gegen die Parkgaragen-Betreiber, die ihr Anwalt beim Landgericht Freiburg eingereicht hat, liest sich ihr Ausflug nach Stuttgart so: »Da sie zu weit rechts gehalten hatte und den Knopf nicht aus dem Fenster heraus erreichen konnte, öffnete sie die Tür, setzte den linken Fuß auf den Boden und reichte an den Knopf heran. In dem Moment, als sie diesen Knopf berührte, erhielt sie einen heftigen elektrischen Schlag. Ihre linke Hand wurde einen Augenblick an dem Knopf festgehalten, dann wurde ihr linker Arm heftig nach oben geschleudert. Die Klägerin erlitt zunächst einen Schock und Verbrennungen.« Ein Psychiater attestiert Waltraud S. später, dass sie seit ihrem Stromunfall fortgesetzt wegen Angst- und Panikstörungen in seiner nervenärztlichen Behandlung ist.

Achtzehnmal hat sie sich operieren lassen nach dem Zwischenfall in der Parkgarage, den sie nur »den Stromunfall« nennt. »Das Loch, diese Delle in meiner rechten Brust dort, wo das Metallplättchen sitzt, wurde schließlich immer größer«, sagt sie. Da sei sie ja mal operiert worden, Verdacht auf Brustkrebs, und die Ärzte hätten ein kleines Metallstück eingesetzt, um die Stelle zu markieren. Achtzehn Operationen? Natürlich, sie wolle keinen Makel haben, das war ihr schon immer wichtig. »Ich habe immer geschaut, dass bei mir alles akkurat war, alles tipptopp«, sagt sie.

Nicht alle Ärzte waren tipptopp zu ihr. Ein Schönheitschirurg, bei dem sie war, habe zwar den Krebs rausoperiert, aber nicht die Schönheit wieder aufgebaut, sagt sie. Waltraud S. glaubt, dass man Schönheit wieder aufbauen kann und dass die Ärzte überhaupt zu ziemlich viel in der Lage sind, wenn sie nur wollen. In ihrem Fall wollten aber einige nicht, glaubt sie. Die haben sich gegen sie gestellt, wie auch das Gericht und all die Elektroexperten und Mediziner, die als Gutachter zu Rate gezogen wurden.

»Früher habe ich meinen Körper geliebt«, sagt Waltraud S. Nach der ersten Operation habe sie ihn gehasst. Dass sie den Tumor hatte, wusste von ihrer Verwandtschaft ja niemand. Nach dem Unfall habe sie auch wieder ein Magengeschwür bekommen. »Ich hatte ja Migräne und die Schultern ausgerenkt, es brennt mich jetzt«, sagt sie. Vorher war alles in Ordnung, nachher nichts mehr. Jetzt ist es wieder schwer, ihre Wahrheit zu erkennen, wenn sie zwischen ihren vielen Beschwerden und Erinnerungen herumspringt.

Aber was wissen die anderen schon über sie? Die spüren ja nicht, was sich im Körper der Vierundsechzigjährigen abspielt. Die anderen – einer von ihnen ist Professor für Rechtsmedizin. Er erstellte ein vierzehnseitiges Gutachten über Waltraud S.' Wahrheit. Eine Anreicherung von Strom in einem Metallplättchenimplantat gebe es nicht, schrieb er.

Verbrennungen kämen allenfalls bei heftigen Blitzentladungen und dann nur an den Kontaktstellen vor – das heißt an den Fingern, nicht an der Brust. Das Herzrasen, ein hoher Blutdruck, all das sei unspezifisch und nicht beweisend für eine schädigende Stromeinwirkung, hat der Rechtsmediziner erklärt. Allenfalls ihre Schreckreaktion könnte diese Beschwerden erklären. Waltraud S. ist empört über diese Gefühllosigkeit. Das Schreiben des Professors endet mit der Behauptung, dass auch die von verschiedenen Ärzten diagnostizierte Angststörung nicht auf ein schweres Elektrotrauma zurückgeführt werden kann. Dabei weiß sie doch, dass es anders ist.

Die Wahrheit der anderen ist auch die eines Professors für Hautkrankheiten. Er forscht über die Lebensqualität von Patienten, die sich nicht mehr wohl in ihrer Haut fühlen. »Körperdysmorphe Störung« nennt er das, was Frau S. immer wieder zu Ärzten treibt. Patienten, die daran leiden, sind mit ihrem Körperbild permanent unzufrieden. »Selbst kleinste Veränderungen, die andere überhaupt nicht wahrnehmen, belasten diese Patienten so sehr, dass sie sich wieder und wieder operieren lassen«, sagt der Hautexperte. Bis zu 10 Prozent der Patienten, die zum Hautarzt und zum Schönheitschirurgen kommen, leiden angeblich daran. »Es ist eine verbreitete Haltung unter Patienten, dass sie eine Perfektion anstreben, die dann nicht zu erreichen ist«, sagt ein Plastischer Chirurg. »Das führt immer zu Frustrationen.«

Psychiater und Psychosomatiker wissen, dass der Kampf gegen einen äußeren Feind helfen kann, eine schwere Depression zu stabilisieren. »Alle Menschen, denen es nicht gut geht, suchen die Ursache dafür und brauchen das Signal, dass ihre Beschwerden legitim sind«, erklärt ein Chefarzt für Psychosomatik. Legitim krank sein heißt für die meisten Menschen, *richtig* krank sein – das heißt organisch krank, nicht irgendwie psychisch. Und dafür braucht es Gründe.

Waltraud S. hat längst ihren Grund gefunden, aber keiner der Experten und Gutachter hat ihre Wahrheit erkannt. Deswegen hat sie Beweise gesammelt. Der Elektriker aus dem Nachbarort hat für sie aufgeschrieben, dass Metall Strom leitet und man sich sehr stark verletzen kann, wenn der Strom fließt. Der Parkhauswächter hat geschrieben, dass er damals in der Garage gesehen hat, »dass Frau S. der li. Arm sehr stark in die Höhe geflogen ist. Ich habe gehört, dass sie geschrien hat. Ich sah auch, dass das Ticket in hohem Bogen irgendwohin geflogen ist.«

Ein Stuttgarter Geschäftsmann hat sich gemeldet, er hat regelmäßig eine elektrostatische Entladung gespürt, schreibt er, wenn er in das Parkhaus gefahren ist. Deshalb habe er zuletzt nur noch mit Hilfe eines Taschentuchs den Knopf gedrückt. Aber jetzt sei die Schranke wohl ausgewechselt worden.

Ein Frauenarzt stellte fast zwei Monate nach dem Stromunfall eine schmerzhafte Verhärtung der rechten Brust mit einer Entzündung bei Waltraud S. fest. Diese Verbrennungsreaktion passe zu der beschriebenen Stromschlagsituation, schreibt der Mediziner. »Alles Beweise, dass ich recht habe«, sagt Waltraud S. »Aber die Wahrheit will halt niemand sehen.«

Die einen leugnen die Wahrheit, das ärgert sie. Und dann sind da noch die Verharmloser. Ein Ingenieurbüro untersuchte die Schrankenanlage im Parkhaus und kam in einem neunseitigen Gutachten zu dem Schluss, dass Frau S. wahrscheinlich eine kurze elektrostatische Entladung gespürt habe, die jedoch einen körperlichen Schaden aus technischer Sicht nicht erklären könnte. Dabei war die Schranke da schon längst ausgetauscht, ist S. überzeugt. Ein Radiologe erklärt nach einer Kernspinuntersuchung, dass ihre Brüste beide normal geformt und von weicher Konsistenz seien und nahezu seitengleich aussehen würden.

So viele Gutachten, so viel Aufwand, dabei liegt die Wahrheit doch auf der Hand, sagt Waltraud S. »Wenn ich diese Angstattacken habe, das kann man sich nicht vorstellen«, sagt sie. »Ich zahle dann Leute dafür, dass sie mir Gesellschaft leisten.« An den Wänden ihres Wohnzimmers hängen Engelsfiguren und nackte Porzellankörper, die sich umschlingen und liebkosen. »Ich werde diesen Prozess gewinnen, weil ich die Wahrheit gesagt habe«, hat Waltraud S. an ihren Anwalt geschrieben, und jetzt sagt sie es noch einmal. Sie glaubt daran, denn die Wahrheit muss sich doch durchsetzen.

Der Richter am Landgericht sagt, so was kommt oft vor. Menschen suchen nach Erklärungen für ihre Schicksalsschläge. Und wenn sie die nicht bekommen, versuchen sie, ihre Wahrheit vor Gericht zu erstreiten. Waltraud S. hat für ihre Wahrheit gekämpft und vor dem Landgericht verloren. Sie gibt nicht auf, denn die Wahrheit der anderen ist nicht ihre Wahrheit. Sie ist deshalb auch sofort in Berufung gegangen, hat aber wieder verloren. »Ich habe schon immer gesagt, was Sache ist«, sagt sie. Jetzt will sie vor dem Europäischen Gerichtshof klagen, denn sie kann die Sache, die schließlich ihre Sache ist, nicht auf sich beruhen lassen. »Wenn man weiß, was die Wahrheit ist, muss man doch auch recht bekommen.«

Patienten wollen von ihrem Arzt profitieren

*Wie sehr Einfühlung und Aufmerksamkeit, Fürsorge und Freund-
lichkeit dazu beitragen können, dass Kranke wieder gesund werden,
was die »Droge Arzt« ist und warum ein positiver Einfluss nicht
nur auf die Mediziner begrenzt ist, sondern auch das Pflegepersonal
und die Umgebung – ob Klinik oder Praxis – umfasst*

Jahrtausendelang machten es sich Ärzte und Heiler aller Art
zunutze, dass ihre Patienten daran glaubten, dass die pharma-
kologisch im besten Falle unwirksamen, im schlechtesten
Fall gefährlichen Kuren ihnen schon helfen würden. Weil es
keine zielgerichteten Medikamente gab, schluckten Kranke
früher Entenblut und Arsen, Urin und Quecksilber – und
hatten, sofern sie es überlebten, das Gefühl, wieder genesen
zu sein. Doch ausgerechnet die moderne Medizin vernachlässigt die Wirkung des Arztes und der Placebowirkung, die
allein schon durch das therapeutische Umfeld entstehen
kann, als eine diffuse Nebenwirkung (Placebo heißt auf La-
teinisch: »ich werde gefallen«).

»Placebos gelten vielen Medizinern als eine Art Ärgernis,
als störendes Hintergrundrauschen, das in Studien die klaren
Effekte von Medikamenten oder Operationen in Frage
stellt«, sagt Manfred Schedlowski, Medizinischer Psychologe
an der Universität Essen. »Erst jetzt verstehen wir langsam,
wie Scheinbehandlungen wirken – dieses Wissen sollte für
zukünftige therapeutische Strategien genutzt werden.« Es
sind vor allem Erkenntnisse aus Immunologie, Pharmakolo-
gie und Hirnforschung, die zeigen, wie effektiv Zuwendung
und Aufmerksamkeit helfen und heilen können. Die scheinbar so abstrakte Kraft, die aus den Erwartungen und Gefüh-

len der Patienten, ihrem Glauben und ihrer Vorstellung entstehen kann, hinterlässt ganz reale Spuren im Körper.

Offenbar lässt sich der hilfreiche Effekt der »Droge Arzt« sogar steigern – ähnlich wie eine Medikamentenwirkung mit zunehmender Dosis stärker wird. Um dies zu erforschen, teilte Ted Kaptchuk von der Harvard University Patienten mit Reizdarmbeschwerden in drei Gruppen ein. Die erste Gruppe kam auf die Warteliste – ihr wurde nur eine Therapie in Aussicht gestellt. Zur zweiten Gruppe kamen die Ärzte ins Zimmer, allerdings ohne viele Worte zu machen. Sie sagten nur: »Ich steche Sie jetzt« – und verabreichten den Patienten ohne deren Wissen ein Placebo.

In der dritten Gruppe injizierten die Mediziner zwar auch ein Scheinmedikament. Diese vermeintliche Pharmakotherapie wurde jedoch begleitet von Ritualen ärztlicher Zuwendung: Die Doktores sprachen die Patienten freundlich an, hörten ihnen aufmerksam zu, gaben das Gehörte in ihren Worten wieder und fassten die Patienten aufmunternd an.

Die Symptome waren bei den Patienten am stärksten gelindert, um die sich die Ärzte am intensivsten gekümmert hatten – am geringsten bei jenen, die in die Warteliste eingeteilt waren. Irritierend für die Forscher war jedoch, dass einige Therapeuten die besten Ergebnisse erzielten, wenn sie einsilbig ins Zimmer kamen und nur kurz ankündigten, dass sie zustechen würden. »Offenbar gibt es so etwas wie eine Heilerpersönlichkeit, eine Ausstrahlung oder ein Charisma«, sagt Kaptchuk. »Wir konnten uns nicht erklären, was den Unterschied ausmachte – auch dann nicht, als wir die Videoaufzeichnungen analysiert hatten, die von den Interaktionen gemacht worden waren.«

Schlechte Prognose:
Ärztliche Diagnosen

Auf das *Ärztehasser-Buch* habe ich nicht nur viele Reaktionen von Patienten und Angehörigen bekommen, sondern auch von zahlreichen Ärzten, Pflegenden und anderen Beschäftigten im Gesundheitswesen.

Einige Briefe mit Kritik und Anregungen gebe ich – gekürzt – im Folgenden wieder.

Als wär's ein Stück von mir
Was eine Lektüre auslösen kann und was unter Medizinern bekannt ist

Sehr geehrter Herr Dr. Bartens,
be- und getroffen hänge ich über der Lektüre vom *Ärztehasser-Buch*, schockiert, vereinzelt auch amüsiert. Als wär's ein Stück von mir, schrieb Zuckmayer seinerzeit … Was Sie berichten, kenne ich als Kollegin von all den Jahren so oder sehr ähnlich.

Mit freundlichen Grüßen
Dr. XX XXX (Ärztin)

Im Haifischbecken der Interessen
*Wie Ärzte reagieren, wenn der Chef früher in Pension geht,
und wo freie Gedanken wenig Platz haben*

Sehr geehrter Herr Kollege,
Ihre Darstellung des Medizinsystems ist zutreffend. Das gilt
auch für die Beteiligung der Patienten an den Problemen:
Das IGeL-Unwesen setzt ja einen Kaufwilligen voraus, der
sich den IGeL-Ärzten als Marktlücke präsentiert. Was mich
angeht, habe ich Jahre eher als üblich den Dienst als, wie ich
mal ungeniert behaupten möchte, erfolgreicher Chef einer
großen Klinik quittiert, obwohl die überraschten Kollegen
das nicht verstanden. »Wollen Sie jetzt schon auf diese
Einkommensmöglichkeiten verzichten?« Wollte ich, obwohl
dann noch die Rente wegen des zu frühen Abbruchs um
12 Prozent gekürzt wurde.

Warum habe ich das getan? Weil ich wie Sie immer unzufriedener mit dem System wurde und es leid war, die Mitarbeiter in der Facharztweiterbildung mit dem Wunsch nach
Zuhören und eigenen Gedanken zu triezen, das heißt nach
freien statt vorgeformten diagnostischen und therapeutischen
Entscheidungen. Überdrüssig war ich auch des rasch progre-
dienten Bürokratismus, der aus früher ¼ Schreibtischzeit im
Chefarztjob inzwischen auf mehr als ¾ der Zeit angewach-
sen war.

Bleibt die Frage nach Vorschlägen für ein besseres System.
Ich gestehe, dass ich in diesem Haifischteich der Interessen
auch nicht weiß, wo anfangen. Gut, ein verpflichtendes Prak-
tikum vor dem Studium, wie Sie es vorgeschlagen haben,
wäre eine Verbesserung. Aber danach fangen die schwierigen

Reformen erst an. Aber wo gibt es noch die wichtigste Voraussetzung für eine Wende zum Besseren, die Liebe zu diesem wunderbaren Beruf, den Sie vielleicht zu früh und ich zu spät verlassen haben?

Den hoffentlich richtigen Erfolg wünscht Ihnen
Ihr
Dr. XX XXX (Chefarzt)

Eine Frage des Systems
Warum Ärzte deformiert werden und was grundsätzlich falsch läuft

Sehr geehrter Herr Bartens,
als Insider habe ich das von Ihnen Beschriebene in ähnlicher Weise selbst erlebt. Ich könnte Ihnen darüber hinaus umfangreiches Material für ein Nachfolgebuch liefern, nämlich »das Tagebuch oder den Lebensweg eines ethischen Märtyrers« (über eine Zeitspanne von fast dreißig Jahren). Dieses Buch müsste nach meiner Meinung aber eher »das Systemhasser-Buch« heißen, da es belegt, dass selbst der »menschlich« ausgebildete Arzt in den heutigen Gesundheitssystemen deformiert oder an den Rand gedrängt wird und die marketingbeeinflussten Patienten das auch nicht ändern können.

Mit freundlichen Grüßen
Dr. XX XXX (Arzt)

Schlimmer als jeder Alptraum

Wo besonders viel Schleim produziert wird, welche Sprechzeiten
in der Privatpraxis beliebt sind, was für ein Unsinn erforscht wird
und welche Privilegien ein Arzt nicht hat

Sehr geehrter Hr. Dr. Bartens!
Ich habe Ihr Buch in einem Rutsch »verschlungen«. Es war
einfach hervorragend. Jeder, der mit kritischen Augen eine
ärztliche Ausbildung »genossen« hat, weiß, wovon Sie sprechen. Sogar die Kunstfehler waren teilweise gleich. Auch ich
habe beobachtet, dass Fehlleistungen häufiger vorkommen,
als es sich der Laie eralpträumt. Meist werden sie einfach
unter den Teppich gekehrt, oder wie sagt der Volksmund so
treffend: »Ärzte haben den großen Vorteil, ihre Fehler vergra-
ben zu können.«

Wo ich mit Ihnen 100 Prozent d'accord gehe, ist der For-
schungswahnsinn an den Universitäten. Ich habe so unglaublich viele sinnlose Stunden im Labor verbracht. Jeder Diplo-
mand der Biologie konnte hundertmal mehr als ich. Ich habe
das auch nie verstanden, zu was das gut sein soll. Was ich mir
einreden lasse, sind klinische Studien, vorausgesetzt sie sind
gut gemacht und nicht irgendeine blödsinnige Marketing-
aktion eines Pharmariesen. Labor ist was für Biochemiker,
Molekularbiologen und so weiter. Ein Mediziner hat dort
gar nix verloren. Wenn er das unbedingt will, dann soll er so
eine einschlägige Laufbahn einschlagen.

Der Datenmüll, den dann die Mediziner publizieren, ist
nicht einmal das Papier wert, auf dem er gedruckt ist. Die
Habilitation ist reine Geschäftemacherei. Da sich jeder Do-
zent, der an der Uniklinik werkt, Professor schimpfen darf, ist

da eine Inflation eingetreten, so dass da nur mehr reiner Verdrängungswettbewerb herrscht. Man sieht Heerscharen weißer Mäntel in die Privatpraxen eilen, die sich praktischerweise rund um die Klinik plaziert haben. Ich kenne Professoren, die einen unkündbaren Arbeitsvertrag mit der Universität haben und schon jahrelang nicht gesichtet wurden. Andere wieder sind nur stundenweise dort und haben frecherweise Sprechzeiten in ihrer Privatpraxis im Telefonbuch, die während der offiziellen Dienstzeit liegen. Aber von den Jungärzten verlangen sie Anwesenheit rund um die Uhr ohne Bezahlung oder mit einer Bezahlung, für die man laut Originalaussage eines Verwaltungsmanns nicht einmal einen Gabelstaplerfahrer bekommt.

Auch in den nicht-universitären Krankenhäusern geht es nicht nach Fähigkeit, sondern nach exkretierten Schleimmengen. Wenn man nicht gerade einen Patienten umbringt, dann reichen die Fähigkeiten. Diese Deppen sind erst für das Gastärzteleid verantwortlich. In welchem Beruf findet man Anfänger, die jahrelang kostenlos arbeiten? Mir hat nach einem Jahr Uniklinik der Betrieb so gestunken, dass ich in ein kleineres Krankenhaus gegangen bin, wo ich wirkliche Medizin gelernt habe. Es ist in Wahrheit noch schlimmer, als Sie schreiben!

Nach vier Jahren habe ich sehr ähnliche Konsequenzen wie Sie gezogen und bin gegangen, und heute ein glücklicher Mensch. Die Patienten gehen mir schon ab, aber alles hat seinen Preis. Vor allem bin ich seit dreizehn Jahren mit der gleichen wunderbaren Frau verheiratet und sehe meine Kinder aufwachsen, ein Privileg, das ich als Arzt nie erlebt hätte.

Mit freundlichen Grüßen

Dr. XX XXX (Arzt)

Kraft für die Menschlichkeit
Worauf es ankommt, warum es doch noch viele mitfühlende Ärzte
gibt und was den Ausschlag geben kann

Natürlich – es gibt sie, die Zyniker, die Brutalen, die Ausgebrannten. Aber es gibt eben auch die anderen – die Mitfühlenden, die seelisch und fachlich Kompetenten. Letztere sind zum Glück die Mehrzahl. Wäre es nicht so, täte ich es womöglich Ihnen, dem Autor, gleich und gäbe meinen Beruf auf. Denn dann wäre der überaus zehrende Klinikalltag wahrscheinlich nicht mehr zu ertragen.

Man sollte nicht vergessen, dass das eigene Bemühen um Menschlichkeit hier und jetzt, im kleinen, scheinbar unbedeutenden Moment für Patienten und Kollegen den allentscheidenden Ausschlag geben kann. Daraus kann die Kraft für ebendiese Menschlichkeit immer neu gewonnen werden.

Dr. XX XXX (Arzt)

Die Hoffnung aufgegeben
Was Patienten nach Dienstschluss fragen, wann Ärzte weinen,
wer Haken halten muss und wer schon lange die Nase voll hat

Sehr geehrter Herr Bartens,
mir ist die von Ihnen geschilderte Situation in den Kliniken allzu vertraut. Vor etlichen Jahren war ich kurz davor, dem zuständigen Lehrprofessor meines Sohnes gehörig die Meinung über seine menschenverachtenden Methoden zu sagen. Mein Sohn hätte seine Mutter (mit Recht!) dafür gehasst,

und mein Mann hielt mich davon ab. Der Sohn biss die Zähne zusammen und hielt durch ...

Nun aber, und dies ist der Grund meines Schreibens, rief ich gestern abend gegen 20 Uhr meine Tochter an. Diese Tochter, im Moment im PJ [Praktisches Jahr – *WB*], ergriff diesen Beruf im Bewusstsein, was alles auf sie zukommt. Nicht ahnungslos. War während des Praktikums und ihrer PJ-Zeit lange im Ausland. Dort waren Einsatz und Engagement gefragt. Die Belohnung waren erstklassige Ausbildung und freundliches Teamwork.

Zurück in Deutschland nun das volle Elend. Von 7 Uhr morgens bis 19 Uhr abends steht sie Haken haltend, mit einer Bleischürze versehen samt Helm im OP. Ohne Pausen; außer dem Wechseln der OP-Kleidung bleibt keine Zeit, etwas zu essen oder eine kleine Pause einzulegen. Bei zartem Nachfragen ... ein barsches »Klappe, Personalmangel«. Kommt sie dann gegen 20 Uhr in ihr Zimmer, ist Duschen und Essen, danach Schlafen angesagt. Zum Lernen ist keine Kraft mehr vorhanden.

Gestern nun erlebte ich diese hoch motivierte junge Frau, deren Ziel es ist (war?), einmal als Ärztin tätig zu sein, in einem Tränenfluss von Wut, Verzweiflung und vor allem Ohnmacht. Nachdem sie gegen 19.30 das Krankenhaus verlassen wollte, stellte sich ihr ein Patient auf dem Krankenhausflur in den Weg und wollte von ihr wissen, ob er jetzt wohl bald sterben müsse ... Ihre Antwort war ebenjene, die auf dieselbe Frage in Ihrem Buch gegeben wurde [»Sterben müssen wir alle mal«, hatte ich im *Ärztehasser-Buch* geschrieben – *W.B.*]. Sie tat dies unbewusst, ohne jede Kraft mehr, verzweifelt an der Situation. Hinzu kommt, dass der diensthabende Oberarzt ihr während des Wechsels von einer OP zur nächsten riet, diesen Sch…job doch hinzuschmeißen, er hätte schon lang die Nase voll!

Herzliche Grüße

XX XXX (Mutter von zwei Ärzten)

Alles so gewollt
Warum die Medizin wahrscheinlich so bleiben wird, wie sie ist, und was von »der Politik« so geplant ist

Lieber Herr Kollege Bartens,

Ihre Analyse stimmt, die Ursachen nennen Sie völlig korrekt selbst. Die Karrierewege in der Medizin fördern das von Ihnen (und vielen anderen) beklagte Handeln und sanktionieren die »patientenorientierte Medizin«. Diese Prinzipien sind aber von der Politik so gewollt, und diese wird vom Wähler (der ja auch irgendwann mal Patient sein kann oder schon ist) in einer Demokratie so bestimmt.

Sagen wir's so: Sie haben für sich die Kurve gekratzt und die klinische Medizin in Richtung Publizistik verlassen. Gratulation. Wäre ich selbst bloß auch so schlau gewesen …

Viel Erfolg und gute Gesundheit

Ihr

Dr. XX XXX (Arzt)

Vom Engagement zum Zynismus

Was eigentlich die Aufgabe der Ärzte wäre, was sie ermüdet und
verbittert und wie sie die Distanz verlieren

Sehr geehrter Herr Bartens,
ich habe nicht ohne innere Beteiligung Ihr Buch über die Verhaltensweisen der Ärzte gelesen und fand es zum Teil sehr treffend. Ich bin selbst Ärztin (Psychiatrie/Psychotherapie) und kenne diese Situationen aus meiner Zeit als PJ-Studentin. Vielleicht habe ich deswegen mein Fach gewählt. Leider vermisse ich die Erläuterung, warum unser Berufsstand so verbittert und distanzgemindert gegenüber Patienten reagiert. Mir fehlt die »andere Seite«: Welche Belastungen führen dazu, dass ein junger engagierter Medizinstudent zum zynischen »Halbgott in Weiß« wird, der keinen Respekt mehr hat vor Patienten?

Ist es nicht die Aufgabe, mit menschlichem Leid in allen Facetten umzugehen, mit der Angst vor dem eigenen, vielleicht ähnlich hilflosen Schicksal fertig zu werden, mit Arbeitsbedingungen, die kaum von einer anderen Berufsgruppe geteilt werden (wer arbeitet schon sechsunddreißig Stunden am Stück?), zurechtzukommen, vor allem mit der ständigen Müdigkeit, aus den theoretischen Ausbildungssituationen, die nicht auf das vorbereiten, was einen erwartet, nämlich Menschenschicksale, mit der Verantwortung, über manchmal (oft) Tod und Leben eines Menschen umzugehen, und Fehler, die tragischerweise passieren können, auch vor Gericht zu verantworten?

Ich hätte mir gewünscht, dass auch diese Seite beleuchtet wird und vielleicht ein Ausblick gegeben wird, wie man in unserem Beruf, den ich seit zehn Jahren immer noch gerne, manchmal aber auch sehr erschöpft, ausübe, zukünftig offener damit umgehen kann, nicht zuletzt auch durch das Verständnis der Menschen, die keinen weißen Kittel tragen, nämlich der Patienten und deren Angehörige.

Mit emotionalen Grüßen

Dr. XX XXX (Ärztin)

Mitleidlos

Was Ärzte sich nicht erlauben können, warum sie auf keinen Fall mehr als Mitgefühl zeigen sollten und wie sie sich selbst schädigen

Sehr geehrter Herr Bartens,
kurze Vorstellung: Bis 2003 eigene Kleinstadt-Landpraxis. Ihre Schilderungen über Umgangsformen in einer Klinik sind mir bekannt. Habe sie aber selbst nicht erlebt. Kollegiale Scham! In der freien Praxis kann sich das niemand leisten, glücklicherweise. Ich selbst – und viele KollegInnen – habe ca. dreißig Jahre mit viel Begeisterung und Hingabe meinen Beruf ausgeübt. Ich habe in der anderen Richtung – zu viel Mitleid – übertrieben, was den Patienten gutgetan hat und mich auf Dauer schädigte (Schlaflosigkeit, Selbstzweifel, depressive Verstimmungen, zerrüttete Familie). Ich kann nur jedem jungen Mediziner raten: Mitgefühl ja, Mitleid nein. Ihnen weiter viel Erfolg als recherchierender, schreibender Mediziner.

Ihr XX XXX (Arzt)

Auf dem Rücken der Patienten

*Was in Kliniken passieren kann, wenn Eitelkeit dominiert,
wie sich Infektionen häufen und warum die Aufklärung von
Kunstfehlern manchmal so schwer ist*

Sehr geehrter Herr Kollege Bartens!

Ich kann den Inhalt des *Ärztehasser-Buchs* und die darin beschriebenen Begebenheiten nur voll und ganz aus meiner
eigenen Erfahrung als Assistenzarzt bestätigen. Es muss Aufklärung betrieben werden, dass einige Mediziner, wie sie von
Ihnen beschrieben worden sind, nicht das Ansehen aller
Ärzte beschädigen und Schindluder mit dem Vertrauen der
Patients treiben.

Doch es geht noch krasser – ich habe selbst erlebt, wie an
der Klinik für Mund-Kiefer-Gesichtschirurgie der Uniklinik
XXX aus Arroganz, Eitelkeit und Inkompetenz das Leben
von Patients in Gefahr gebracht worden ist.

In dieser Klinik ist es allein in sechs Monaten zu mehreren
Todesfällen gekommen. Dazu kam noch eine überdurch-
schnittliche Anhäufung von MRSA-Infektionen [ein multi-
resistender Krankenhauskeim – *W.B.*]. In einem Fall wäre fast
ein nicht durchsanierter MRSA-Patient auf die Neurochir-
urgie verlegt worden.

Bei einer Patientin wurde im Vorfeld einer Tumoroperati-
on eine PEG-Sonde [eine Ernährungssonde – *W.B.*] gelegt,
die aber auf Station nicht unter Zug gesetzt worden ist. Die
Patientin klagte wenige Tage später über heftige Bauchschmerzen, aber weder der Stationsoberarzt unternahm etwas noch eine mit dem Fall vertraute Assistenzärztin.

Es dauerte ca. eine halbe Woche, bis die Verdachtdiagnose

115

Bauchfellentzündung überhaupt geäußert worden ist. Die Diagnostik wurde erst an einem Freitag eingeleitet(!), bis die Patientin am Sonntag als Notfall auf dem OP-Tisch der Bauchchirurgen lag und dann anschließend auf der Intensivstation. Dem Oberarzt der Intensivstation wurden vom Chef der Mund-Kiefer-Gesichtschirurgie wichtige Informationen zu der Vorgeschichte der Patientin vorenthalten. Die Patientin hat es insgesamt auf etwa sechsundachtzig Tage Krankenhausaufenthalt gebracht.

Kurz könnte man diese Vorgänge nur mit den Begriffen fahrlässige Körperverletzung, unterlassene Hilfeleistung und Therapieverschleppung bezeichnen. Aus diesen und anderen Gründen haben in den letzten Monaten auch vier Kollegen an dieser Klinik gekündigt. Für Rückfragen zur Verfügung stehend, verbleibe ich

mit freundlichen und kollegialen Grüßen

Dr. XX XXX (Arzt)

Schluss mit dem Fehlverhalten

Warum schlechte Medizin nicht länger belohnt werden darf,
weshalb andere medizinische Berufe gestärkt werden sollten und
welche Fachrichtungen es geben müsste

Sehr geehrter Kollege Bartens,
jetzt ist mir erst mal schlecht. Hauptsächlich vor Wut, obwohl – nein, natürlich *weil* mir die geschilderten Zustände aus eigener Erfahrung keineswegs neu sind. Dass Patienten und Angehörige dieses katastrophale tägliche Fehlverhalten von Ärzten immer noch hinnehmen, ist mir unbegreiflich. Ich

wünsche dem *Ärztehasser-Buch* so viele Leser wie nur möglich: Sie haben sich damit um die deutsche Medizin sehr verdient gemacht.

Kritik habe ich höchstens an den Verbesserungsvorschlägen. Das ist alles richtig, aber nur auf der individuellen Ebene; Sie achten die Ökonomisierung der Medizin zu gering, wenn Sie sie nur als den zusätzlichen Druck ansehen, als der sie beim einzelnen Arzt ankommt. Wir wissen doch, dass Fehlverhalten, das täglich belohnt wird, beim besten Willen praktisch nicht abzustellen ist. Also wird es ganz entscheidend darauf ankommen, die Belohnungen für schlechte Medizin abzustellen.

Die ökonomische Botschaft an die Ärzte muss sein: 1. Macht weniger Sinnloses. 2. Macht überhaupt weniger und mischt euch nicht in Dinge ein, für die ihr nicht ausgebildet seid. 3. Hört auf eure Patienten; nicht in dem Sinn, dass ihr genau macht, was sie wollen, aber dass ihr erst einmal überlegt, was eigentlich der konkrete Auftrag ist, den sie euch jeweils erteilen: »nur« Zuhören, Aufklärung, Beruhigen, spezielle Interventionen oder Maximaltherapie? Da ist ein Anreizsystem, das medizinische Leistungen per se belohnt, völlig kontraproduktiv. Ich sehe keine Alternative zu einem neuen Selbstbewusstsein des Patienten als »Kunde«; die Schwierigkeit wird nur darin liegen, jeden Patienten in diese Rolle zu bringen und nicht nur die reichen.

Nach diesem Buch bin ich mehr denn je davon überzeugt, dass es nicht ausreicht, Ärzte besser auszubilden oder mehr zu motivieren; man wird ihnen vieles einfach aus der Hand nehmen müssen. Zwangsläufig kommen in dem Buch die nichtärztlichen Gesundheitsberufe kaum vor; aber bevor man ewig darauf hofft, dass Ärzte sich psychosoziale Kompetenzen aneignen, sollte man auch mal sagen, dass es dafür besser ausgebildete Berufe gibt.

Überhaupt hängt, wie dargestellt, viel an diesen vorgestrigen Dominanzritualen: Man stelle sich statt der »Visite« vor, dass der Arzt sich aus der Patientendokumentation und gezielten Einzelgesprächen mit Patienten ein Bild machen muss, das er dann in eine Teamsitzung einbringt (so arbeitet jedes Industrieunternehmen, bis zur höchsten Führungsebene; denn die Ineffizienz eines Krankenhauses kann man sich da nicht leisten). Aber dann müsste er ja mit Patienten reden, die nicht angesichts einer hereinstürmenden Horde schreckstarr im Bett liegen, die ihm womöglich sogar gegenübersitzen!

Sehr interessant auf der »Systemebene« fand ich die Bemerkungen zur Forschung. Da ich selbst nie in der Situation war, war mir nicht klar, dass die unglaublich schlechte klinische Forschung in Deutschland schlicht damit zu tun hat, dass man die armen Amateurwissenschaftler auch noch zwingt, Patienten zu behandeln – und sie nach Jahren dieses Spagats womöglich mit einem Chefarztposten belohnt, für den Forscher ja nun wirklich nicht taugen. Das wäre vermutlich sogar recht leicht abzustellen, durch die Zweiteilungen der Facharztbezeichnungen: »Klinischer Facharzt für Chirurgie« fürs Kreiskrankenhaus, »Forschungsfacharzt für Chirurgie« für ernsthafte Wissenschaft.

Herzliche Grüße

Dr. XX XXX (Arzt)

Die offensichtlichsten Probleme
*Wie viele Schwachstellen es in Klinik und Praxis und im Alltag
der Ärzte gibt und wo Veränderungen ansetzen müssten*

Sehr geehrter Herr Kollege Bartens,
ich habe gerade das Buch gelesen und schreibe zum ersten
Mal einen Kommentar. Ich denke, wir haben etwa zur gleichen Zeit studiert, nur dass ich den Weg zum Oberarzt in
einer Klinik gewählt habe und neben der Patientenversorgung vor allem in der Ausbildung junger Ärzte engagiert bin.
Hierbei ist einer meiner Leitsätze für die Ärzte, dass für jeden
Patienten seine Beschwerden im Mittelpunkt stehen und
diese ernst genommen werden müssen.

Das ganze von Ihnen jetzt publizierte Thema hat dabei
viel an Gedanken und Gefühlen in mir und meinen Kollegen geweckt, da es uns tagtäglich begleitet und wir dagegen
ankämpfen. Es gibt natürlich sehr viel zu sagen, aber das Thema ist leider viel zu umfangreich, um in einer E-Mail alles zu
sagen. Ich nutze einfach ein paar Schlagwörter und Themen,
die mich besonders berührt haben.

1. Der Buchtitel ist zwar zu »extrem«, aber wenn dadurch das
   Thema öffentlicher wird, heiligt hier der Zweck die Mittel.
2. Einige Beispiele sind natürlich hochgradig pathologisch,
   aber wie in jeder Branche gibt es schwarze Schafe, man
   sollte sie aber nicht überbewerten, trotzdem liegen die
   Probleme auf der Hand.
3. Wichtiger sind eher die »kleineren« Dinge im Umgang
   mit Patienten und Angehörigen, die in bestimmten Situationen an bestimmten Tagen fast jeder von uns kennt.

4. Dass Sie die »positiven« Ärzte alle als im Stile Sauerbruchs sich vor allem nach Dienstschluss für Ihre Patienten »aufopfernd« und damit auf ihr Privatleben verzichtend beschreiben, ist in der heutigen Zeit nicht die Lösung des Problems. Es muss auch sehr gute patientenorientierte Medizin unter einigermaßen normalen Arbeitszeiten geben.

Ich bin für die Diskussion dankbar und hoffe, dass sie in die richtige Richtung läuft. Nur leider ist diese Hoffnung wahrscheinlich nicht angebracht, da sich eher alles zum Schlechteren wendet.

Die entscheidenden Änderungen aus meiner und Ihrer Sicht wären folgende:

1. Änderung der Medizinerausbildung mit mehr und frühzeitiger Patientenbetreuung, vermehrter »praktischer« Ausbildung und mehr Psychologie, Gesprächsführung etc.

2. Trennung von Forschungsärzten und »Versorgungsärzten«.

3. Nur Versorgungsärzte werden zu Chefärzten, Forschungsärzte zu Professoren oder Institutsleitern.

Das so weit für die Zukunft der Ausbildung.

Für die aktuelle Situation der Ärzte in den Krankenhäusern muss gelten:

1. GEBT UNS MEHR ZEIT FÜR UNSERE PATIENTEN

- weniger Papierkram (DRG, MDK, QM, etc. – ein Sauerbruch musste bestimmt nicht so viele Formulare ausfüllen!)

- weniger Verwaltung (Zurückverteilung von Stellen aus der Verwaltung in den ärztlichen Dienst)

- mehr Ärzte pro Patient

- mehr Zeit für Gespräche
- mehr Weiterbildung im psychologischen Sektor

Für die Praxen muss gelten:

2. WEG MIT DEM PUNKTESYSTEM

- wenn das Gespräch nicht mehr gewürdigt wird und nicht bezahlt wird, entstehen die Dinge, die Sie in Ihrem Buch beklagen; wenn die Existenz einer Praxis nur durch eine bestimmte Anzahl Patienten pro Zeiteinheit gewährleistet werden kann, kann sich kein Arzt wirklich Zeit lassen (dass vor Jahren sich Ärzte auch eine »goldene Nase« verdient haben, wissen wir beide, aber es geht um das Jetzt und Hier und um die Zukunft einer neuen Ärztegeneration).

Wenn das die öffentliche Diskussion erreicht: MIT MEHR ZEIT FÜR DEN PATIENTEN WIRD DIE MEDIZIN WIEDER HUMANER – dann hätten wir etwas erreicht. Auch wenn das etwas teurer wird, wäre es aber doch eine bessere Medizin für alle – und vielleicht über die Jahre sogar wieder günstiger, da vieles an der Apparatemedizin evtl. gespart werden kann.

Medizin ist keine Ware und kein Stückgut, Patienten sind keine Kunden!!!

So weit erst mal für jetzt, vielleicht ergibt sich ja die Möglichkeit eines weiteren Gedankenaustauschs, auch wenn dieser Kommentar eher spontan aus dem Bauch heraus erwachsen ist.

Ich danke für das Buch und das Thema und verbleibe mit freundlichen kollegialen Grüßen

Dr. XX XXX (Arzt)

Woran die Medizin krankt:
Was sich ändern muss

Der falsch behandelte Patient

Warum Ärzte manchmal dafür bezahlt werden sollten, nichts zu tun, und weshalb Kranke besonders dann Hilfe brauchen, wenn Ärzte sagen, dass ihnen nicht mehr zu helfen ist

Selbst wenn Ärzte eine gute Gesprächsführung beherrschen und sich darum bemühen, bekommen sie es nicht angemessen vergütet, wenn sie mit ihren Patienten ausführlich und einfühlsam reden. Sprechen ein Psychologe, ein Gesprächstherapeut und selbst ein Heilpraktiker eine Stunde mit einem Patienten, bekommen sie dafür ungefähr 100 Euro oder mehr – dem Arzt werden nicht mal 20 Euro vergütet.

Ärzte sollten in Zukunft auch dafür bezahlt werden, wenn sie einmal nichts sagen, wenn sie kein Medikament verordnen oder keine Operationsempfehlung geben. Viele der Beschwerden, deretwegen die Menschen zum Arzt gehen, bessern sich durch Abwarten oder eine hauptsächlich soziale oder psychologische Betreuung. Das bedeutet für die Mediziner nicht, nichts zu tun. Im Englischen gibt es den schönen Ausdruck »watchful waiting« – er ist schwer zu übersetzen, heißt aber so viel, dass sich der Arzt aufmerksam um seinen Patienten kümmert, ohne deshalb gleich in Aktionismus zu verfallen und eine diagnostische und therapeutische Kettenreaktion auszulösen.

Unter Ärzten gibt es das Vorurteil, dass Patienten immer etwas aus der Praxis oder Klinik »mitnehmen« wollen – ein

Medikament, aufwendige Diagnostik, einen Eingriff, wenigstens einen Therapieplan. Etliche Umfragen und Untersuchungen haben jedoch gezeigt, dass dies ebenfalls eine Fehlwahrnehmung der Ärzte ist. Patienten sind auch zufrieden, wenn sie ohne Rezept oder Krankschreibung wieder gehen können – wenn der Arzt dafür ihre Sorgen zerstreut hat und sich die Zeit genommen hat, auf die Ängste und Befürchtungen des Patienten einzugehen.

Ärzte sollten überlegen, was sie als den Schwerpunkt ihrer Arbeit ansehen. Es sind die seltensten Fälle, in denen Mediziner der heroische Lebensretter sein können. Es gibt zwar diese Momente, etwa bei akuten Notfällen, doch die Mehrzahl der ärztlichen Tätigkeiten besteht nicht darin, durch einen gezielten Eingriff einen Menschen vor dem Tode zu bewahren.

Die Sprache der Mediziner ist in dieser Hinsicht oft verräterisch. »Wir können ihm nicht mehr helfen«, ist ein geflügeltes Wort unter Ärzten in der Klinik. Damit meinen die Mediziner zumeist, dass verschiedene Therapien ausgeschöpft worden sind und keine Behandlung mehr Heilung verspricht. Doch wenn ein Patient unheilbar krank ist und sein Leiden mit den Mitteln der Medizin nicht mehr abzuwenden ist, fängt ein wichtiger und besonders herausfordernder Teil der ärztlichen Tätigkeit überhaupt erst an. Dann geht es um Fürsorge, um Trost und Zuspruch – und darum, dem Patienten die Zeit, die ihm noch bleibt, so angenehm und erträglich wie möglich zu gestalten.

Es ist kein Zufall, dass die Schmerzmedizin und die Palliativmedizin, die besonders auf das Befinden schwer und chronisch Kranker ausgerichtet sind, die keine Heilung mehr zu erwarten haben, lange Zeit vernachlässigt wurden. Besonders in Deutschland lagen diese beiden Kernbereiche ärztlichen Handelns weit hinter anderen medizinischen Disziplinen zurück. Noch immer sind andere Länder Deutschland hier weit voraus, auch wenn hierzulande mittlerweile etwas aufgeholt worden ist.

Ärzte sollten unheilbare Krankheiten und Tod nicht als Niederlage oder berufliches Versagen ansehen. Mit seinem Ärztelatein am Ende zu sein bedeutet nicht das Ende der medizinischen Bemühungen, sondern sollte ein Impuls sein, sich besonders intensiv um die Kranken und Hilfesuchenden zu kümmern. Wahrscheinlich sind dann nicht mehr viele invasive Eingriffe und Operationen nötig und möglich, und auch die Pharmakotherapie dürfte auf die Linderung der Beschwerden begrenzt sein. Doch dafür sind Mitmenschlichkeit und Einfühlsamkeit und, ja: so etwas wie eine Arztpersönlichkeit besonders gefordert. Wenn Technik und Pillen kaum noch helfen können, fängt die besonders wertvolle Hilfe für die Patienten erst an.

Der Patient beim falschen Arzt

Warum nicht jeder Patient gleich zum Spezialisten oder in ein Krankenhaus muss, welche Ansprüche von Kranken wie Gesunden in die Irre führen und wie oft Norweger zum Arzt gehen

Ärzte wie Patienten müssen wieder lernen, angemessen auf Leiden zu reagieren. Viele Menschen haben das Zutrauen in ihren Körper und seine Reaktionen verloren, schon bei leichten Befindlichkeitsstörungen suchen sie den Arzt auf.

Das liegt nicht nur an der Art der Beschwerden, häufig soll der Arzt zusätzlich auch die Rolle des Gesprächstherapeuten, Seelsorgers und allgemeinen Lebensberaters übernehmen. Doch damit wäre jeder Mensch überfordert – nicht nur ein Arzt.

Zudem haben immer mehr Patienten Leistungsansprüche an ihre Ärzte entwickelt, die jedes vernünftige Maß übersteigen. Es gibt Menschen, die gehen mit einem Schnupfen sofort zum Hals-Nasen-Ohren-Arzt, mit einem verstimmten Magen zum Internisten und mit einem eingewachsenen Fußnagel zum Chirurgen. Die Rolle des Hausarztes »als Lotse« wieder zu stärken ist ein verzweifelter Versuch, diesen Trend umzukehren.

Man kann und sollte nicht bei jedem Zipperlein einen bundesweit als Spezialisten anerkannten Teilleistungsexperten konsultieren wollen. Das kollidiert zudem mit den Ansprüchen, die Patienten sonst noch an ihren Arzt stellen. Einerseits soll er der Superexperte sein, der sich schon im Studium mit eingewachsenen Fußnägeln – und auch danach mit nichts anderem – beschäftigt hat. Andererseits wünschen sich die meisten Patienten eben nicht nur den perfekt ausgebildeten Fachidioten, der sich nur mit dem großen Zeh auskennt, sondern einen gütigen Arzt, der die ganze Familie und ihre Leiden und Laster kennt, und das am besten seit Generationen.

Hierzu ist allerdings ein Umdenken von allen Seiten nötig. Es gibt unter Medizinern eine Faustregel: Von 1000 Patienten, die zum Hausarzt kommen, müssen höchstens 100 zum Facharzt, davon höchstens 10 ins Krankenhaus, und maximal einer davon muss operiert werden. In Deutschland wird diese Quote bei weitem überschritten – auch deshalb gehen die Menschen hierzulande durchschnittlich sechzehnmal im Jahr zum Arzt, so oft wie in keinem anderen Land – die Norweger gehen beispielsweise nur dreimal jährlich.

Der erste Patient ist eine Leiche

Wem Studenten begegnen, worauf es im Arztberuf wirklich ankommt, wie Mediziner lernen, sich systematisch unverständlich auszudrücken, und warum zwei tote Sprachen nicht das Wunder des Lebens erklären können

In der Ausbildung zum Arzt wird das vernachlässigt, worauf es später wirklich ankommt: Die Gespräche mit den Patienten, das einfühlsame Erkennen von Beschwerden und das Gespür für die Nöte, die oftmals hinter den Symptomen stecken. Solche menschlichen Stärken und Kompetenzen lassen sich zwar nur bedingt lernen, doch es gibt Gesprächstechniken und Hilfen in der Kommunikation, die es auch dem ungeschicktesten Menschen ermöglichen, besser auf sein Gegenüber einzugehen.

Bisher werden an den Medizinfakultäten im Land in erster Linie Krankheiten unterrichtet – nicht der Umgang mit Kranken. Auch bewährte therapeutische Hilfsmittel kommen in der Ausbildung viel zu kurz. Im Studium wird beispielsweise nicht unterrichtet, wie effektiv der Placeboeffekt sein kann und um wie viel größer der Heilerfolg ausfällt, wenn das Arzt-Patienten-Verhältnis verbessert wird.

Auch das Sprachgefühl wird im Studium kaum geschärft – im Gegenteil. Mediziner lernen systematisch, sich unverständlich auszudrücken. Ärzte benutzen zwei tote Sprachen, um das Wunder des Lebens zu erklären. Wenn sie mit ihrem Latein am Ende sind, können sie immer noch auf Altgriechisch weitermachen. So hat der Arzt und Medizinkabarettist Eckart von Hirschhausen die Misere der ärztlichen Ausdrucksweise auf den Punkt gebracht.

Das ist keinesfalls übertrieben. Im ersten Semester steht für Medizinstudenten bereits das Fach »Terminologie« auf dem Stundenplan. Ärzte gewöhnen sich von Anfang an daran, eine Art Geheimcode zu benutzen, den nur sie untereinander verstehen, damit sie im Beisein der Patienten über die Kranken reden können, ohne von ihnen verstanden zu werden. Das mag das Zugehörigkeitsgefühl zur Berufsgruppe stärken, die Offenheit gegenüber den Patienten fördert es nicht.

Müssen sie dann doch einmal direkt mit den Patienten reden, merkt man vielen Ärzten an, dass ihnen gar nicht mehr auffällt, dass der normale Kranke nicht weiß, was »dekompensiert«, »Insuffizienz« oder »ein gutes Outcome« bedeutet. Früher haben die Ärzte sich hauptsächlich auf Latein miteinander unterhalten, heute reden sie in einer Mischung aus Fachchinesisch und Englisch. Wichtig wäre, dass sie die Sprache der Patienten sprechen.

Von Hippokrates stammt angeblich das Zitat »Zum Heilen befähigt sind nur Menschen, denen ihre eigene Ausbildung nicht hindernd im Wege steht«. Ein Arzt schrieb mir, dass er diesen Sinnspruch lange Zeit immer nur als ein witziges Aperçu (miss-)verstanden hatte. »Je länger man im Job ist – und ich bin noch an lebenden Patienten tätig –, desto besser versteht man's ...«, schrieb der Mediziner weiter.

Ein wichtiger Schritt zu einer verbesserten Patientenversorgung bestünde auch darin, mehr Psychosomatik, mehr Medizinische Psychologie und Medizinische Soziologie in den Lehrplan für angehende Ärzte aufzunehmen. Die Kunst der Patientenbefragung, die Erhebung der Anamnese und andere Gesprächstechniken müssen im Studium einen viel größeren Stellenwert bekommen.

Bisher werden entsprechende Fertigkeiten allenfalls nebenbei weitergegeben – wenn man Glück hat und einen Ausbilder erwischt, der darin geschult ist. Dabei reicht es nicht, diese Fächer selbst vermehrt zu unterrichten – allzu schnell werden sie von den Studierenden als »Psychokram« abgetan. Vielmehr müssten Psychosomatiker an den Kursen und Vorlesungen der anderen klinischen Fächer teilnehmen und sie ergänzen – und so ihre Sicht der Kranken und des bisherigen Verlaufs darstellen. Von diesem Ansatz einer integrierten Medizin ist die Heilkunde jedoch noch weit entfernt.

Die falsche Auswahl der Studenten

Wie viel Mediziner verdienen, warum gute Noten keinen guten Arzt ausmachen und weshalb es den streikenden Ärzten offenbar nur um Arbeitszeiten und ihr Gehalt gegangen ist

Ein gutes Abitur macht noch keine guten Ärzte und erst recht kein gutes Einkommen. Das ist zwar banal, doch fällt es in jüngster Zeit auch den jüngeren Medizinern immer stärker auf. Sie gehen auf die Straße, demonstrieren und streiken – allerdings nicht für eine bessere Medizin, sondern für mehr Geld und weniger Arbeit. Eine konkrete Vorstellung, was sich an der Art und Weise, wie Medizin in Deutschland betrieben wird, ändern soll, habe ich zumindest während der Streiks nicht entdecken können.

Lange Zeit waren gute schulische Leistungen, mit denen man sich einen Medizinstudienplatz ergattern konnte, eine Garantie für ein äußerst gutes Einkommen. Diese Zeiten sind schon lange vorbei – zumindest für den Großteil der Ärzte. Besonders die angestellten Klinikärzte verdienen nicht besonders gut. Zwischen 3000 und 4000 Euro brutto erhalten sie monatlich, zudem werden noch ihre Nacht- und Wochenenddienste abgegolten, wenn auch recht kärglich. Viele Überstunden werden gar nicht bezahlt.

Ein Oberarzt kommt auf etwa 80 000 Euro im Jahr, in leitender Position können es bis zu 100 000 Euro jährlich werden. Chefärzte werden sehr unterschiedlich bezahlt. Immer mehr Chefärzte kleinerer Kliniken und Krankenhäuser bekommen Pauschalverträge, die ihnen zwischen 150 000 und 200 000 Euro jährlich zusichern. Dann stehen ihnen aber keine weiteren Einkünfte durch die Behandlung von Privatpatienten zu. Die Chefärzte an Universitätskliniken können in Einzelfällen schon zwischen 200 000 und 400 000 Euro im Jahr verdienen.

Wer noch einen älteren Vertrag hat und die Radiologie, Anästhesie oder Klinische Chemie leitet, kommt gelegentlich auch auf 1 Million Euro oder darüber hinaus. Denn gerade an einer Uniklinik oder einem anderen Großkrankenhaus verdienen die Leiter dieser drei Querschnittsdisziplinen an den Patienten aus nahezu allen Abteilungen. Röntgenbilder brauchen Patienten aus der Inneren Medizin, aus der

Chirurgie wie der Kinderheilkunde. Anästhesie wird immer gebraucht, wenn operiert wird, und die Blutanalysen aus der Klinischen Chemie werden eigentlich für jeden Patienten angefordert, der stationär in der Klinik bleibt.

Natürlich können Assistenzärzte neidisch werden, wenn sie erfahren, was Mediziner früher verdient haben und was manche Chefärzte heute noch bekommen. Trotzdem war es angesichts der vielen strukturellen und inhaltlichen Schwierigkeiten, vor denen die Medizin steht, beschämend, dass es in den Streiks der Ärzte im Winter 2005/2006 eigentlich ausschließlich um Überarbeitung und Unterbezahlung ging. Sicherlich ist es unverantwortlich, wenn junge, gut ausgebildete Ärzte einmal die Woche oder noch häufiger einen Sechsunddreißigstundendienst ableisten müssen und dafür gerade mal 4000 Euro brutto im Monat bekommen. Aber wo waren die streikenden Ärzte, die für eine patientennähere Medizin demonstrierten oder wenigstens für eine bessere Ausbildung?

Die mangelnde Praxis

Wie viele Diagnosen Ärzte allein mit Hilfe der körperlichen Untersuchung und einer intensiven Befragung stellen können, was der technische Fortschritt nicht verbessert hat und was Schauspieler im Krankenhaus machen

Die Theorien und Seminare in Kliniken sind eine Sache – viel wichtiger für einen guten Umgang mit den Patienten ist die Praxis. Heikle Gesprächssituationen muss man in der Praxis erleben. Ebenso kann nur in der Praxis das Wissen vertieft werden, wie man einen Patienten körperlich gründlich und gut untersucht. Aus vielen Untersuchungen wissen Mediziner, dass sie 90 Prozent aller Diagnosen durch eine ausführliche Krankenbefragung (Anamnese) und körperliche Untersuchung stellen können. Trotz aller technischen Möglichkeiten sind Augen, Ohren, Nase, Mund und Hände immer noch das beste Handwerkszeug eines Arztes.

Trotzdem werden die technischen Möglichkeiten der Diagnostik gegenüber der körperlichen Untersuchung und der Anamnese massiv überschätzt. Es gibt gerade unter den jungen Ärzten immer wieder welche, die Patienten erst einmal zum Kernspin oder ins CT schicken oder einen Ultraschall machen, bevor sie selbst eventuell Hand anlegen.

Dieses Vertrauen in die Technik ist nicht begründet, denn sie ist keineswegs immer genauer als Erfahrung und Gefühl. In einer Studie, die schon aus dem Jahr 1996 stammt, wurden in vier Universitätskliniken die Fehldiagnosen analysiert, die bei Obduktionen festgestellt wurden. Die Untersuchung erfasste die Fehldiagnosen aus den Jahren 1959, 1969, 1979 und 1989. In diesem Zeitraum waren etliche diagnostische Fortschritte – etwa Ultraschall, CT und Kernspin, aber auch viele neue Labortests – gemacht worden. Erstaunlicherweise gab es aber mit zunehmenden Diagnosemöglichkeiten keineswegs auch weniger Fehldiagnosen oder übersehene Leiden. Der technische Fortschritt ging keineswegs mit Fortschritten in der Diagnostik einher.

Nicht nur aus diesem Grund müssten verpflichtende und wiederholte Praktika bei Hausärzten und in kleinen Krankenhäusern im Medizinstudium vorgeschrieben werden. Zwar gibt es schon lange die Pflicht, als Medizinstudent während Famulaturen Erfahrungen zu sammeln. Doch bisher kann man diese Erfahrungen auch in Spezialkliniken oder Instituten machen, ohne den Alltag der Patienten wirklich mitbekommen zu haben. Die kontinuierliche Mitarbeit bei einem niedergelassenen Arzt während des Studiums sollte mindestens zwei Semester lang verlangt werden.

Es ist zwar nicht optimal, aber besser als gar nichts: An einigen medizinischen Fakultäten üben seit ein paar Jahren sogenannte Schauspielerpatienten mit den angehenden Doktores das Arztsein. Das Verhalten gegenüber diesen Simulationspatienten ist sogar Teil einer Prüfung. Dazu werden Freiwillige geschult, bestimmte Symptome darzustellen und zu beschreiben. An der Ludwig-Maximilians-Universität München habe ich eine solche Einheit beobachtet. Es war erschreckend, wie nötig manche Studenten diese praxisnahe Fortbildung hatten. Manche konnten sich nicht einmal richtig vorstellen, behielten die Hände in den Taschen oder das Kaugummi im Mund und konnten sich auch sonst kaum verständlich machen.

Als sie die richtige Diagnose herausgefunden hatten, waren manche Studenten nicht in der Lage, den Schauspielerpatienten zu vermitteln, was sie hatten. Sie benutzten Fachbegriffe oder verunsicherten die vermeintlichen Kranken, indem sie ihnen alle möglichen furchtbaren Folgen ihres Leidens ausmalten. Die Studenten, die ich in der Prüfung sah, waren im neunten Semester. Bei einigen von ihnen war größte Skepsis angebracht, was ihre Tauglichkeit als Arzt angeht. Man zweifelte unweigerlich daran, ob sie am Ende des Studiums dazu in der Lage sein würden, sich unfallfrei mit einem anderen Menschen zu unterhalten – erst recht, ob sie die richtigen Worte finden würden, um eine schlechte Nachricht zu überbringen oder einem Patienten wieder Mut zu machen.

Die Allgemeinmedizin wird vernachlässigt

Warum manche Ärzte von anderen Ärzten für Ignoranten gehalten werden, was Patienten mit einem blauen Fleck beim Orthopäden machen und warum es wieder mehr »Lotsen« in der Medizin braucht

Das Fach Allgemeinmedizin führt im Studium bisher ein Schattendasein. Ausgerechnet das, was die meisten Patienten in der Praxis betrifft, wird am wenigsten unterrichtet. Der durchschnittliche Patient kommt in der Ausbildung gar nicht vor. Die Institute für Allgemeinmedizin sind meist nur mit einem Dozenten und einem Mitarbeiter ausgestattet und erfüllen an manchen Universitäten nicht mehr als eine Alibifunktion. Schon 1998 hat Jörg-Dietrich Hoppe, der Präsident der Bundesärztekammer, den »Niedergang der nicht spezialisierten ärztlichen Versorgung« konstatiert.

Allgemeinmediziner kommen in der universitären Ausbildung zumeist nur als Negativbeispiel vor. Sie werden vorgeführt als die Ignoranten »draußen in der Praxis«, die mal wieder irgendeine Notlage eines Patienten nicht erkannt haben. Meist handelt es sich dabei um haarsträubende Versäumnisse und Fehler, die jedem Studenten im siebten Semester bereits aufgefallen wären. Wenn sich Ärzte darüber aufregen, dass manche Patienten mit einem blauen Fleck zum Orthopäden gehen und mit Schnupfen zum HNO-Arzt, dann spiegelt das nur die Wertung wider, die Allgemeinmediziner und andere Hausärzte von ihren ärztlichen Kollegen erfahren. Hausärzte werden von Fachärzten nicht als die viel zitierten »Lotsen« im Gesundheitswesen wahrgenommen, sondern allzu oft als ahnungslose Irrläufer und falsche Wegweiser.

Die Institute für Allgemeinmedizin müssen gestärkt werden, sie benötigen mehr Mitarbeiter. Es wäre ein Leichtes und für die Studenten extrem bereichernd, Vorlesungen, Seminare und Kurse in allen klinischen Fächern nicht nur von den jeweiligen Experten, sondern auch mal von – oder gemeinsam mit – einem Allgemeinmediziner bestreiten zu lassen. Es macht einen großen Unterschied, ob der Internist, der seit Jahrzehnten über die molekulare Signalübertragung in Gallengangszellen forscht, eine Vorlesung über Gelbsucht hält oder der Hausarzt, der weiß, wie es den Patienten damit geht. Für die Mehrzahl der Studenten hätte Letzteres eindeutig mehr Nutzen für ihre spätere Tätigkeit.

Der Patient, das unerforschte Wesen

Warum sich Wissenschaftler kaum um die Interessen der Kranken kümmern, wie viel Forschung an den Belangen der Patienten vorbeigeht und weshalb es einen Unterschied macht, ob Medikamente in Studien oder in der Praxis verabreicht werden

Ärzte wissen wenig über die Menschen, die zu ihnen kommen. In der Forschung spielt die Frage, wie es den Patienten geht und wie sie mit den Tabletten, Operationen oder anderen ärztlichen Maßnahmen zurechtkommen, kaum eine Rolle. Auch wie wichtig die Kommunikation zwischen Arzt und Patient ist, wird kaum erforscht. Alle diese Fragen und Probleme werden unter dem Begriff »Versorgungsforschung« zusammengefasst. In diesem Bereich gibt es in Deutschland enorme Defizite.

Die Mediziner Peter Sawicki, Thomas Kaiser und Norbert Schmacke haben dies am Beispiel der Diabetes-Forschung gezeigt und 2003 im *Deutschen Ärzteblatt* darüber geschrieben. Sie untersuchten die wissenschaftlichen Veröffentlichungen deutscher Forscher im Zeitraum von 1992 bis 2002. In diesen zehn Jahren erschienen von Autoren aus Deutschland zwar 1234 Publikationen zur Zuckerkrankheit. Davon waren 302 zumeist unsystematische Übersichtsarbeiten – als »freie Assoziationen habilitierter Kollegen« bezeichnete Peter Sawicki, der Leiter der Untersuchung, während einer Tagung in Zürich im Herbst 2007 diese Ergüsse.

Von den restlichen 932 »Originalarbeiten« waren allerdings ebenfalls längst nicht alle von Bedeutung für die Patienten. Nur 380 Publikationen handelten überhaupt von Themen, die für die Zuckerkranken »versorgungsrelevant« hätten sein können – also eventuell etwas mit ihrem Alltag und ihrer Lebenswirklichkeit als chronisch Kranke zu tun hatten. Die übrigen 552 Arbeiten stammten aus der Grundlagenforschung.

Doch selbst die 380 Publikationen zu versorgungsrelevanten Themen (immerhin nur etwa ein Drittel der Fachartikel zu Diabetes) waren nicht alle wichtig für die Patienten. Nur 103 der Veröffentlichungen hatten »harte« klinische Endpunkte, das heißt, in ihnen wurde untersucht, was für die Patienten wirklich zählt – wie es sich mit einer bestimmten Therapie leben lässt, welche Nebenwirkungen sie hat, wie die Lebensqualität der Patienten durch Diagnostik oder Therapie beeinflusst wird oder wodurch die Sterblichkeit verändert wird.

Die 277 anderen Publikationen benutzten als klinische Endpunkte sogenannte Surrogatparameter. Das sind Ersatzkriterien in wissenschaftlichen Studien. Traurige Berühmtheit erlangte beispielsweise die CAST-Studie in den achtziger Jahren, in der Patienten mit Herzrhythmusstörungen mit neuen Medikamenten behandelt werden sollten. Als Surrogatparameter, der eine Besserung der Beschwerden anzeigen sollte, diente unter anderem der EKG-Verlauf. Bei vielen Patienten zeigten die EKG-Kurven zwar eine Besserung an unter der Therapie – dennoch starben Tausende Patienten an den neuen Arzneimitteln. Die Ärzte hatten die nicht unerhebliche Nebenwirkung »Tod« nicht als klinischen Endpunkt in ihre Studie aufgenommen.

Doch zurück zur Zuckerkrankheit: 103 von 1234 Publikationen in der Diabetes-Forschung – das entspricht 8 Prozent. 8 Prozent, ein so geringer Anteil der Diabetes-Forschung in Deutschland könnte für die Patienten wichtig sein. *Könnte*, nicht müsste – denn die Qualität der Studien und ihr inhaltliches Gewicht hat die Analyse von Sawicki, Kaiser und Schmacke nicht untersucht. »Wir müssen weg von den Nagetieren in der Forschung«, sagt Peter Sawicki und meint damit die vielen Laborstudien an Mäusen. »In Deutschland ist die patientennahe Wissenschaft massiv unterrepräsentiert.« Der Mangel an versorgungsrelevanter Forschung begünstigt Fehlversorgung und Kostensteigerung im Gesundheitswesen. Dabei wäre es gerade im Fall so häufiger Leiden wie Diabetes – mindestens 5 Millionen Menschen leiden in Deutschland daran – wichtig, praktisch bedeutsame Forschung zu fördern.

Ein weiteres Defizit, das sogar die Sicherheit der Patienten gefährden kann, betrifft ebenfalls die Art und Weise, wie Forschung betrieben wird – und zwar weltweit. Viel zu selten finden wissenschaftliche Untersuchungen in praxisrelevanter Umgebung statt oder untersuchen diese, das heißt die Studien geben nicht das wieder, was die Patienten in ihrem Alltag tatsächlich erleben. Denn die Rahmenbedingungen einer klinischen Studie sind zumeist davon geprägt, dass sich die Ärzte mehr Zeit für die Patienten nehmen, dass die Kranken besser betreut werden und daher eine Behandlung in einer klinischen Studie viel erfolgreicher erscheint (und ist) als später in der Wirklichkeit der Durchschnittspatienten.

Besonders augenfällig ist dies im Fall des Schmerzmittels Vioxx geworden, das im Herbst 2004 vom Markt genommen wurde, nachdem sich Herzinfarkte und Schlaganfälle unter der Medikamenteneinnahme gehäuft hatten. In einer klinischen Untersuchung, an der auch mehrere Forscher teilgenommen hatten, die Honorare vom Vioxx-Herstellers Pfizer bezogen, hatte das Mittel kaum Nebenwirkungen im Magen-Darm-Trakt – jedenfalls weniger als ein Vergleichsmedikament. Diese Studie wurde im Jahr 2000 im renommierten Fachblatt *New England Journal of Medicine* veröffentlicht.

2004 erschien dann jedoch im *British Medical Journal* eine Studie kanadischer Forscher, die untersuchte, wie Vioxx im Alltag der Patienten wirkt. Unter Normalbedingungen zeigte sich, dass es unter Einnahme des so angepriesenen neuen Schmerzmittels vermehrt zu Magenblutungen kam. Die Autoren beobachteten sogar einen paradoxen Effekt: Unter den 1,3 Millionen älteren Bewohnern Ontarios, die von den kanadischen Medizinern untersucht worden waren, traten häufiger Zwischenfälle auf, denn durch das aggressive Marketing für Vioxx und andere Medikamente aus derselben Gruppe stieg der Gebrauch von Schmerzmitteln von zuvor 14 Prozent auf 19,8 Prozent nach der Markteinführung – das heißt, mehr als 90 000 Menschen nahmen zusätzlich Schmerzmittel ein, die vorher keine geschluckt hatten.

In der Folge kam es statt zuvor 15,4 zu nunmehr 17 Magen-Darm-Blutungen pro 10 000 ältere Bewohner Ontarios, das heißt, insgesamt traten 650 zusätzliche Blutungen jährlich in dieser Region auf, die im Krankenhaus behandelt werden mussten. Anders ausgedrückt: Es wurden 41 Prozent mehr Schmerzmittel eingenommen, die dazu führten, dass 10 Prozent mehr Menschen wegen Magen-Darm-Blutungen ins Krankenhaus eingewiesen werden mussten. Solche Untersuchungen, die sich mit den tatsächlichen Folgen neuer Therapien und ihren Auswirkungen auf die Patienten beschäftigen, sind immer noch rar – wahrscheinlich haben weder Ärzte noch Pharmafirmen ein besonders großes Interesse an diesen Studien.

Der unaufgeklärte Patient

Warum Patienten in Deutschland und anderswo oft nicht verstehen, was ihnen der Arzt sagt, was Kranke im Gespräch mit Medizinern sonst noch vermissen und weshalb sich der Blutdruck der Patienten besser senken lässt, wenn der Arzt mit ihnen geredet hat

Patienten sind weltweit zu wenig aufgeklärt über das, was Ärzte mit ihnen machen oder vorhaben. Deutschland ist hier keine Ausnahme. Das Problem an der fehlenden Aufklärung besteht allerdings nicht etwa darin, dass die Informationen nicht vorhanden wären. Vielmehr ist es zumeist so, dass der, der die Informationen hat, sich nicht vorstellen kann, dass der andere nicht weiß, worum es geht. Konkret: Ein Arzt, der jeden Tag Patienten in Narkose versetzt, kann sich oft nicht mehr vorstellen, wie es ist, wenn man dies als Kranker, der operiert werden muss, zum ersten Mal erlebt.

Peter Sawicki hat zu diesem Thema eine Erhebung in Deutschland gemacht, die 2005 im Fachblatt *Medizinische Klinik* erschienen ist. Zeitgleich wurde sie in fünf anderen wohlhabenden Nationen, und zwar in den USA, Kanada, Großbritannien, Neuseeland und Australien durchgeführt. In Deutschland berichteten 10 Prozent der Patienten davon, dass sie bereits falsche Medikamente beim Arzt erhalten hatten – dieser Wert war mit dem in anderen Nationen vergleichbar. 77 Prozent der Patienten in Deutschland fühlten sich aber von ihren Ärzten nicht ausreichend über die Verschreibungen aufgeklärt – dieser Anteil war größer als in den Vergleichsländern.

Dass sie während des Praxisbesuchs wichtige Fragen nicht beantwortet bekommen hätten, berichteten 17 Prozent der Patienten in Deutschland, über widersprüchliche Informationen von zwei verschiedenen Ärzten beklagten sich 23 Prozent der Befragten. Schlecht stand es auch um die Aufklärung über mögliche unerwünschte Wirkungen von Medikamenten: 50 Prozent der deutschen Patienten gaben an, »selten oder nie« entsprechende Hinweise bekommen zu haben. Auch in dieser Hinsicht führten die Deutschen die Liste an. Die Angaben in den anderen Ländern schwankten zwischen 33 (Neuseeland) und 48 Prozent (Großbritannien). Die

Forscher wollten außerdem wissen, ob die Ärzte alle Medikamente erfragt und angesprochen hätten, die ihre Patienten verschrieben bekommen. 38 Prozent der Patienten in Deutschland behaupteten, dass dies »selten oder nie« der Fall gewesen sei.

Ebenfalls führend in der unrühmlichen Statistik waren deutsche Patienten, wenn es darum ging, ob sie die Behandlung mit neuen Medikamenten im Krankenhaus verstanden hätten. 14 Prozent gaben an, dass ihnen nicht klar geworden ist, was mit ihnen gemacht wurde.

»Weltweit gibt es ein Defizit in der Patienteninformation«, sagt Peter Sawicki. »Die Kommunikation zwischen Arzt und Patient scheint überall ein Problem zu sein.« Die Patienten hätten häufig das Gefühl, die Ärzte sprechen über sie, aber nicht mit ihnen. In der Kommunikation geht es jedoch nicht nur um einen diffusen Wohlfühlfaktor, den manche Ärzte eben vermitteln können und andere nicht, es geht auch um handfeste Behandlungsziele.

Beispiel Bluthochdruck. Zur Therapie werden häufig Diuretika (sogenannte Wassertabletten) gegeben. Hier ist eine umfassende Information der Patienten wichtig, denn sie verbessert den Therapieerfolg und die »Compliance« – ein Maß dafür, ob der Patient die Behandlung befolgt. Die Diuretika führen nämlich anfangs zu starkem Harndrang der Patienten, doch der nimmt nach zwei, drei Tagen ab. Bis der Blutdruck spürbar gesenkt ist, dauert es aber etwa vier Wochen. Wenn die Patienten das nicht wissen, setzen sie die Mittel vorher ab, weil sie fürchten, dass sie wirkungslos sind.

Die chronische Selbstüberschätzung der Medizin

*Wie viel die Medizin dazu beigetragen hat, dass manche Leiden
weniger geworden sind und die Menschen länger leben, warum die
Akutbehandlung überschätzt wird und vor welchen Herausforde-
rungen die Heilkunde steht*

Natürlich hat die Medizin enorme Erfolge vorzuweisen.
Ärzte haben seit Jahrhunderten etliche Heldengeschichten
geschrieben und viele segensreiche Entwicklungen vorange-
trieben. Ob die Erfindung der Anästhesie oder neuer Opera-
tionstechniken, ob Herzschrittmacher, Transplantationen,
Röntgenbilder, CT oder Kernspin – all diese und viele andere Techniken haben schon zahlreichen Patienten geholfen,
manchen das Leben gerettet. Dennoch gibt es etliche Forscher, die nachgewiesen haben, dass die Medizin die eigenen
Leistungen – und damit sich selbst – gehörig überschätzt.

So besagt eine etablierte Berechnung, dass die Medizin
von 1950 bis 1990 eine Verlängerung der Lebenserwartung
von drei bis vier Jahren ermöglicht hat. Das ist nicht wenig
– aber auch lange nicht so viel, wie Ärzte sich und ihren
medizinischen Großtaten gerne zuschreiben. Der Anteil der
Medizin daran, dass die Sterblichkeit an Herzinfarkt, Schlaganfall und Krebs zurückgegangen ist, sollte ebenfalls nicht
überschätzt werden: Er wird nach verschiedenen Analysen
mit etwa 15 bis 20 Prozent veranschlagt.

Mit diesen Berechnungen sollen nicht die Erfolge der
Medizin kleingeredet werden. Sie sind vorhanden, ohne
Zweifel. Diese Zahlen könnten aber dazu beitragen, die Erwartungen, die Ärzte wie Patienten an die Heilkunde richten, auf das rechte Maß zurückzustutzen. In den Zeiten mo-

derner Hochleistungsmedizin gerät schnell aus dem Blick, wie wichtig die allgemeinen Lebensumstände und die Selbstheilungskräfte für die Lebenserwartung sind – wie auch manche Faktoren, die wenig mit der Medizin zu tun haben. So ist die Lebenserwartung im 20. Jahrhundert nicht etwa deshalb so drastisch angestiegen, weil die Antibiotika entdeckt worden sind. Vielmehr haben Hygiene, Kanalisation, Kühlschränke und Gefriertruhen entscheidend dazu beigetragen, dass die Menschen seltener an Lebensmittelvergiftungen und anderen Infektionen erkranken und länger leben.

Die Welle der Infektionskrankheiten ist trotz neuer Seuchen wie Aids und Ebola und multiresistenter Erreger längst abgeflaut. Auch die Erkrankungen von Herz und Kreislauf werden seit den sechziger Jahren weniger: Aus bisher nicht ganz geklärten Gründen nehmen die arteriosklerotischen Gefäßverschlüsse ab. Derzeit dominieren eher die Leiden, die einen psychosozialen oder psychosomatischen Hintergrund haben. Aus all dem folgt die Frage, ob in Deutschland das Geld im Gesundheitswesen wirklich für die Krankheiten aufgebracht wird, die es derzeit in erster Linie zu bekämpfen gilt.

Dennoch ist ein wirkmächtiges Bild innerhalb der Medizin noch immer die akute Erkrankung, die es möglichst schnell zu erkennen und zu heilen gilt. Natürlich gibt es diese Fälle, ob es sich dabei um eine Lungenentzündung, einen Beinbruch oder eine Harnleiterkolik handelt. Natürlich ist die Akutmedizin wichtig und aus der Heilkunde nicht wegzudenken. Sie ist aber nicht die einzige Herausforderung, vor der die Medizin heute steht.

Eine immer größere Herausforderung ist nämlich der

Umgang mit chronischen körperlichen Leiden, mit Behinderung, psychischer Bedrängnis und sozialer Not. In den Unterrichtsplänen der Universitäten, aber auch in den Krankenhäusern und Arztpraxen ist dieser Blick auf die Medizin noch nicht zu erkennen – genauso wenig wie ein verändertes Verständnis vom Alter, das über eine Indikationseinschränkung für Operationen oder die Eingruppierung in eine andere Pflegestufe hinausgeht.

Die überschätzten Bilder
Wieso Körper unter Feuer stehen können, wann Röntgenbilder und CT mehr Einblick, aber weniger Durchblick bringen, weshalb die Hightech-Radiologie von fragwürdigem Nutzen sein kann und was ein Tiger im Kernspin macht

Wie ein Lauffeuer verbreiten sich die Farben. Die graue Substanz leuchtet gelb und rot, wenn Antonio Damasio die Animation startet. Im Stirnlappen flackert es auf, dann zieht der leuchtende Schweif gesteigerter neuronaler Aktivität über die Großhirnrinde weiter. Im Bereich der Mandelkerne und des Hippocampus lodern die Farbpixel länger. »So sieht es aus, wenn man traurig ist«, sagt der Hirnforscher von der Universität Iowa. »Und so bei Glückszuständen.« Das Bild, das er jetzt zeigt, ähnelt dem vorherigen.

Man merkt Damasio seine Begeisterung an, wenn er neuronale Lagerfeuer im Gehirn zeigt, die bei verschiedenen Gefühlszuständen aufgenommen wurden. Die Besucher der Tagung in Heidelberg, unter denen auch einige medizinische Laien sind, staunen, wissen aber wenig mit den bunten Bildern anzufangen. Zum Schluss sagt Damasio noch: »Der ganze Körper steht unter Feuer.«

Die Bilderwucht ist beeindruckend, doch was zeigt das Feuerwerk im Gehirn? Versteht man so, wie Glück oder Unglück entstehen, und was bringt das für die Diagnostik?

Die Fortschritte der medizinischen Bildgebung sind enorm. Seit Wilhelm Conrad Röntgen im November 1895 die beringte Hand seiner Frau mit »einer neuen Art von Strahlen« im Bild festhielt, sind die Einblicke in den Körper ständig verbessert worden. Millimetergenaue Schichtbilder leuchten jede Leibeshöhle aus. Sie haben längst die grobkörnigen Aufnahmen aus der Gründerzeit der Radiologie abgelöst, als das Zeigen einer Röntgenaufnahme – etwa bei Hans Castorp und Madame Chauchat in Thomas Manns »Zauberberg« – als Zeichen von knisternder Intimität galt, obwohl darauf in starken Kontrasten nur Knochenumrisse zu erkennen waren.

Michael Forsting, Neuroradiologe am Universitätsklinikum Essen, zeigt auch gerne bunte Aufnahmen, diesmal sind es Kernspinbilder in Echtzeit. Man sieht in der Magnetresonanzaufnahme (MR), wie ein Proband kaut. Die Kiefermuskeln sind in Aktion. Er schluckt den Bissen herunter. Wellenförmig verengt sich die Speiseröhre und transportiert die Nahrung weiter. Der Magen gerät in Bewegung, dann der Dünndarm. »Alles live und online«, schwärmt Forsting. »Das sind perfekte Bilder des menschlichen Körpers – so gut wie pathologische Schnitte.« Anschließend zeigt er MR-Ganzkörperaufnahmen. Sechzig Minuten muss der Patient für die Komplettschau stillhalten – dann sieht man den ganzen Körper »von der Locke bis zur Socke«.

Der Radiologe glaubt ebenfalls an die Überzeugungskraft seiner Bilder, ist von den technischen Möglichkeiten geradezu hingerissen. Nur: Was sie an konkretem Nutzen für die Patienten bringen, kann er nicht genau sagen, noch nicht, betont er. Die im Echtzeit-MR aufgedeckte verlangsamte Magenentleerung könne immerhin auf Diabetes hinweisen. Das sei abzugrenzen von psychischen Problemen, die zwar auch auf den Magen schlagen können aber nicht dessen Entleerungszeit verändern.

Ein Ganzkörper-Kernspin hält Forsting für »die Screening-Methode der Zukunft«. Wer im MR seine verengten Gefäße sehe oder vom chronischen Bluthochdruck bereits geschädigte Hirnstrukturen, werde sofort sein Leben ändern, da ist sich Forsting sicher. Und wem ein Dickdarmpolyp im MR gezeigt werde, der meldet sich gleich zur Darmspiegelung an: »Bilder überzeugen mehr als Worte.«

Aber genau darin besteht das Problem. Denn in der Begeisterung über den Bilderrausch geht die sorgfältige Abwägung von Schaden und Nutzen gelegentlich verloren. Bisher ist nämlich keinesfalls belegt, dass Ganzkörperaufnahmen mit Computertomographie (CT) oder Kernspin zur Vorsorge das Leben auch nur um einen Tag verlängern. Die amerikanische Zulassungsbehörde FDA warnt sogar vor dem Check im Ganzkörper-CT. Ohne Beschwerden und konkrete Indikation sei der Schaden – bedingt durch die Röntgenbelastung – größer als der Nutzen. Trotzdem haben diagnostische Zentren Konjunktur, die das Ganzkörper-Screening in der Röhre anbieten. Die amerikanische TV-Moderatorin Oprah Winfrey schwärmte von der Untersuchung, auch Franz Beckenbauer ließ sich schon von oben bis unten durchleuchten, und Dariusz Michalczewski, der »Tiger« mit der platten Nase, hat sich im Universitätsklinikum Essen in die Röhre gelegt. Die Aufnahme seines geschundenen Körpers ist koloriert worden. Ob der Boxer bei seiner Berufsausübung Schaden genommen hat, war auf dem Bild allerdings nicht zu entnehmen.

Zudem geht die Gleichung, dass eine frühere Diagnose mit besseren Heilungschancen einhergeht, nicht immer auf. Noch ist unklar, ob der Körper-Scan nicht viele Befunde ohne Bedeutung sichtbar macht und die Menschen eher verunsichert als entlastet, wenn sie diese abklären lassen. Auch ist ungewiss, wie viele krankhafte Veränderungen in der Visualisierung durch CT, Kernspin oder MR übersehen werden, wenn der Körper ohne spezifische Fragestellung durchleuchtet wird.

Die verbesserte Optik in der medizinischen Bildgebung kann sogar gefährlich werden. Denn die meisten Aufnahmen werden am Computer nachbearbeitet und geschönt. Dann werden Kontraste verschärft und Farbwerte ergänzt. Die immer feineren Bilder suggerieren, dass der Körper bis ins letzte Detail durchschaut ist. Doch das ist nicht der Fall. Optimierte Bildqualität entspricht nicht zwangsläufig mehr Informationen aus dem Körperinnern, sondern beruht oft auf einer nachträglichen digitalen Politur.

Dies sei auch einer der Gründe dafür gewesen, vermuten Fachleute, dass sich Chirurgen in Fernost im Juli 2003 an die – tödlich verlaufene – Trennung der siamesischen Zwillinge Ladan und Laleh Bidjani gewagt hätten. Die technisch verbesserten Aufnahmen der zusammengewachsenen Gehirne hätten den Operateuren mehr Kenntnis der Nervenbahnen und Blutgefäße vorgegaukelt, als sie tatsächlich hatten. Die beiden Schwestern aus Iran verbluteten, als die Chirurgen die Adern verletzten, die beide Gehirne versorgten. Sie fanden einen ganz anderen Verlauf der Adern vor, als sie nach den Bildern erwartet hatten.

Auch bei alltäglicheren Untersuchungen wirkt sich die Macht der Bilder aus. Der Ultraschall in der Schwangerschaft ist zum »Baby-Fernsehen« geworden. Seit wenigen Jahren kann der Fötus jetzt auch dreidimensional dargestellt werden. Aus dem verrauschten Bild von einst ist eine erstaunlich plastische Darstellung von Gesichts- und Körperkonturen geworden. Häufig werden damit aber mehr Fragen aufgeworfen als beantwortet. Frauenärzte schaffen sich die Geräte weniger aus diagnostischen Gründen an – Indikationen für die Untersuchung mit dieser Art von Gerät gibt es kaum –, sondern weil Paare vom neuen Medium beeindruckt sind (auch wenn es hässliche Aufnahmen produziert). Aber trotz der vielfältigen Möglichkeiten der Abbildung ist die Unsicherheit groß. Der Körper wird ausgeleuchtet, doch viele Befunde bleiben vage. Welche Veränderung ist harmlos, welche gefährlich? Die Menschen fühlen sich nur noch gesund auf Probe.

Etliche Neuentwicklungen in der Radiologie sind zwar äußerst segensreich und erleichtern Diagnostik und Therapie. Doch mit den immer variableren Formen der Visualisierung des Menschen wächst auch die Zahl der Zufallsdiagnosen und Normabweichungen. Welcher Arzt und welcher Patient hat die Souveränität, dem nicht weiter nachzugehen? Wo doch das technische Arsenal noch etliche Verfahren für die Innensicht bereithält.

Zudem erfordert die Interpretation der neuen Hightechbilder besser ausgebildete Ärzte, das wissen auch die Radiologen. Die Bilder sprechen nicht für sich. Beispiel Mammographie – die Röntgenaufnahme der Brust: Von der digitalen Mammographie, die es seit wenigen Jahren gibt, erhoffen sich die Radiologen eine Senkung der Strahlendosis um 25 Prozent. »Zudem ist die erhöhte Transparenz der Aufnahmen ein Fortschritt in der Bildqualität und erleichtert die Darstellung von dichtem Drüsengewebe«, sagte Sylvia Heywang-Köbrunner von der Technischen Universität München im Frühjahr 2004.

Doch ob das Verfahren mehr Informationen über Veränderungen der Brust liefert, ist ungewiss. Denn die digitale Mammographie erreicht nur selten die hohe Auflösung der konventionellen. Ob höhere Transparenz die schlechtere Auflösung aufwiegt, muss sich erst noch zeigen. »Seit mehr als fünfzig Jahren gibt es die konventionelle Mammographie, aber noch immer gibt es viele Defizite in der Auswertung«, sagt Gerd Antes vom Deutschen Cochrane Zentrum, das die Qualität medizinischer Maßnahmen bewertet. »Es ist fraglich, ob nicht zuerst diese Defizite behoben werden sollten, bevor ein wenig erforschtes, neues Verfahren vorschnell eingeführt wird.«

Jeder Radiologe sieht in Aufnahmen der weiblichen Brust etwas anderes, das hat im Herbst 2007 erneut eine Untersuchung aus den USA gezeigt. Ein Team um Diana Miglioretti von der University of Washington hat im *Journal of the National Cancer Institute* beschrieben, wie verschieden 123 Radiologen Mammographien bewerteten. Die Gesundheitswissenschaftler aus Seattle kamen zu dem Schluss, dass die große Streubreite in der ärztlichen Beurteilung starken Einfluss darauf hat, wie die Frauen weiter behandelt werden. »Wenn Frauen einen Knoten spüren und eine Mammographie machen lassen, wollen sie wissen, was los ist«, sagt Diana Miglioretti. »Dazu muss sich die Qualität der Diagnosen verbessern.«

Die Radiologen, die fast 36 000 Mammographien im Zeitraum zwischen 1996 und 2003 beurteilten, waren sehr erfahren. Sie bewerteten mindestens 500, die Mehrzahl von ihnen sogar weit mehr als 1000 Mammographien jährlich – und drei Viertel gingen dieser Tätigkeit seit mehr als zehn Jahren nach. Dennoch schwankte die Trefferquote für eine richtig gestellte Diagnose je nach Radiologe zwischen 27 und 100 Prozent. Insgesamt wurden etwa 80 Prozent der Diagnosen richtig gestellt. Der Anteil der falsch positiven Befunde lag zwischen 0 und 16 Prozent. Als falsch positiv bezeichnen Mediziner Befunde, in denen ein Krebs gesehen wird, wo keiner ist. Für die Betroffenen hat das neben enormen Ängsten zumeist auch etliche unnötige Untersuchungen zur Folge.

Das Forscherteam hatte die Beurteilung diagnostischer Mammographien untersucht. Hierbei geht es um die Abklärung eines konkreten Verdachts, etwa einer Verhärtung. Von den Screening-Mammographien, bei denen beschwerdefreie Frauen zur Früherkennung untersucht werden, ist bekannt, dass hier noch größere Abweichungen im ärztlichen Urteil bestehen.

Miglioretti zieht aus den Daten den Schluss, dass Radiologen, die schlechte Ergebnisse liefern, »identifiziert werden und zusätzliche Fortbildungen bekommen« sollten. Auch ohne diese erzwungene Nachhilfe sind die amerikanischen

Radiologen den deutschen weit voraus. In den USA schreibt ein Gesetz seit 1992 vor, dass Radiologen viel Erfahrung und überprüfte Geräte nachweisen müssen, wenn sie Mammographien anfertigen. Die Trefferquote deutscher Radiologen ist nicht bekannt.

Die überschätzte Technik

Was bei Rückenschmerzen häufig übersehen wird, welchen Einfluss die berufliche Situation auf Schmerzen hat und für wie krank Experten beschwerdefreie Sportstudenten halten

Rückenschmerzen sind das Volksleiden Nummer eins. Keine anderen Beschwerden verursachen so viele Arbeitsausfälle und Frühverrentungen. Eine ganze Industrie lebt von Rückenpatienten: Hersteller von Schmerzmitteln, Autositzen, Bandagen und Stützverbänden, Fitnessstudios und Rückenschulen. Und fast niemand muss um seine Einnahmequelle fürchten, denn in kaum einem Bereich der Medizin gibt es so große Unterschiede zwischen Befund und Befinden. Konkret heißt das: In den Röntgen-, CT- und Kernspinaufnahmen sieht man zwar bei den meisten Menschen starke Abnutzungserscheinungen – aber der Verschleiß sagt wenig darüber aus, ob jemand Beschwerden mit seiner Rückseite hat.

Etliche Studien haben dies eindrucksvoll belegt. In einer Untersuchung bekamen Radiologen und Orthopäden Hunderte Röntgenbilder und CT-Aufnahmen zu sehen. In mehr als einem Drittel der Fälle erkannten die Mediziner krankhafte Prozesse, die eine Operation dringend erforderlich erscheinen ließen. Was die Knochenexperten nicht wussten:

Ihnen wurden Aufnahmen von gesunden und beschwerdefreien Sportstudenten gezeigt, von denen keiner über Rückenschmerzen klagte.

Seitdem weiß man: Röntgenärzte stellen bei einem Drittel aller Erwachsenen Veränderungen der Wirbelsäule fest, die krankhaft scheinen, aber eigentlich keine Behandlung erfordern. Fast die Hälfte aller Fünfzigjährigen hat sogar einen Bandscheibenvorfall und merkt nichts davon, wie die Auswertung von Röntgen- und CT-Bildern ergeben hat. Umgekehrt gelten 90 Prozent aller Rückenschmerzen als »unspezifisch«, das heißt, es lassen sich keine Auslöser für die Schmerzen finden. In den Praxen der Orthopäden ist es die mit Abstand häufigste Diagnose: 40 Prozent der Patienten suchen die Knochenärzte deswegen auf – und erwarten eine Erklärung.

Wer leidet, will schließlich wissen, warum es weh tut. Und dann wird geröntgt und in die Röhre geschoben, oder es werden Kontrastmittel gespritzt, um die widerspenstige Wirbelsäule zu erforschen. Irgendeine Abnutzung findet der Arzt bestimmt. Der Doktor hat dann seine Diagnose, der Patient seine Erklärung. Der Rest ist soziale Legendenbildung. Begründungen für Rückenschmerzen hat schließlich jeder: »Ich arbeite zu viel«, sagt der eine, »Ich sitze zu viel« oder »Ich muss mich zu oft bücken« der andere.

Dann setzt die Zuwendungsmaschinerie ein: Schonung, Massage, Rücksichtnahme. Krankschreibung, Krankengymnastik, Krafttraining – alles keine Anreize zur Genesung. Sekundären Krankheitsgewinn nennen Mediziner das. Die Abhilfe könnte so einfach sein. »Wichtig ist, dass man den Patienten sagt, dass ihre Beschwerden zu 99,9 Prozent harmlos sind und meist von allein wieder verschwinden«, sagt Peer Eysel von der Orthopädischen Universitätsklinik in Köln.

Doch statt in ihr Inneres zu horchen oder Übungen zur Schmerzlinderung zu lernen, kämpfen die Gebeugten und Gekrümmten mechanisch gegen ihr Gebrechen an. Sie rennen in Fitnessstudios und glauben bereitwillig der Schnellanalyse des Trainers. Wenn sie über ihre muskulären Schwachstellen und andere vernachlässigte Problemzonen aufgeklärt sind, geht es an die Geräte. Das Motto der Kieser-Studios klingt gut: »Ein starker Rücken kennt keinen Schmerz.« Doch wenn die Psyche schwächelt, hilft keine Kräftigung der Streckmuskeln.

Der Mainzer Psychosomatiker Ulrich Egle hat 2002 festgestellt, dass die Schmerzkarriere von Patienten mit Beschwerden im Bereich der Lendenwirbelsäule in erster Linie von psychischen Faktoren abhängt. Patienten, denen es auf Dauer schlecht ging, klagten noch über mindestens fünf weitere psychosomatische Beschwerden. Sie hatten im Durchschnitt mehr als zwei verschiedene Ärzte pro Jahr aufgesucht und litten häufiger an Angst oder Depressionen. »Schmerz entsteht nicht dort, wo er wahrgenommen wird«, sagt Egle. Weil die Psyche auf die Knochen geht, haben Operationen bei Rückenschmerzen eine schlechte Erfolgsquote. Zwischen 10 und 20 Prozent der Bandscheibenoperationen führen zu unbefriedigenden Ergebnissen. Wenn die Ursachen in der mangelnden Bewältigung von Stress und Schmerz liegen, hilft auch kein Skalpell und keine Diagnose auf dem Röntgenbild.

Mittlerweile gilt als bewiesen, dass die Psyche einen wichtigen Einfluss auf die Last im Kreuz hat. Orthopäden von der Stanford University haben analysiert, welche Menschen

Rückenschmerzen entwickeln und ob man diese Anfälligkeit erkennen kann. Dazu beobachteten sie fünf Jahre lang Probanden, die anfangs keine Beschwerden hatten. Es zeigte sich, dass Rückenschmerzen am besten anhand eines Persönlichkeitsprofils vorhergesagt werden konnten. Wer gehemmt war und Gefühle selten auslebte, erwies sich als besonders anfällig. Die von Orthopäden gemeinhin favorisierten Prognosefaktoren waren demgegenüber wenig aussagekräftig: Weder eine Verkleinerung des Zwischenwirbelraums im Röntgenbild noch Schmerzen bei einer Injektion in die Bandscheibe erwiesen sich als tauglich, die Pein im Kreuz vorherzusagen. Nicht alles, was Ärzten auf einer Röntgenaufnahme auffällt, hat für die Patienten eine Bedeutung.

Die Vernachlässigung von Armut und Psyche

Welches der größte Risikofaktor dafür ist, früher zu sterben und häufiger zu erkranken, warum jährlich mehr als zehn Millionen Kinder nicht älter als fünf Jahre werden, was Politiker und Wissenschaftler systematisch unterschlagen und worum sich die Medizin zu wenig kümmert

Es gibt das antike Märchen von »Amor und Psyche« – darin geht es auch um Täuschungen und Fehlwahrnehmungen, allerdings mit einem Happyend. Bezogen auf die moderne Medizin müsste die Geschichte der Täuschungen und Fehlwahrnehmungen wohl »Armut und Psyche« heißen, denn diese beiden wichtigen Faktoren für die Entstehung und Aufrechterhaltung von Krankheiten werden in der Heilkunde nach wie vor massiv unterschätzt.

Immer noch werden die schichtspezifischen Häufungen von Krankheit zu wenig von Ärzten beachtet. Dabei gibt es keinen Risikofaktor, ob genetisch oder umweltbedingt, der sich so stark auf die Lebenserwartung auswirkt wie der soziale Status. Armut, so die einhellige Einschätzung von Medizinern und Wissenschaftlern, kann die Lebenserwartung um sieben Jahre verkürzen. Nicht in Afrika oder den armen Ländern Asiens, wo viele Menschen keinen Zugang zu ausreichender Nahrung und sauberem Wasser haben, sondern in Deutschland.

Die Gefahren für Leib und Leben werden von der Forschung in immer mehr Mosaiksteine zerlegt. In der Medizin zeigt sich dies am Begriff der »Risikofaktoren« – Ärzte kennen beispielsweise mehr als zweihundert gesundheitsschädliche Verhaltensweisen und Umstände, die einen Herzinfarkt begünstigen. Der größte Risikofaktor jedoch, der stärker als alle anderen Lebensbedingungen das Wohlbefinden beeinträchtigt, wird häufig vernachlässigt: Armut ist das Gesundheitsrisiko schlechthin. Armut macht krank. Armut führt dazu, dass Menschen früher sterben und häufiger leiden müssen, sich schlechter von einer Erkrankung erholen und dass weniger Babys die ersten Tage nach der Geburt überleben.

Mediziner und andere Gesundheitsexperten wissen das schon länger. Dennoch wird die weltweite Ungleichheit zwischen Arm und Reich immer größer. Der internationale Verband der Fachzeitschriftenverleger hatte diesen Dauerskandal zum Anlass genommen, im Jahr 2007 einen Themenschwerpunkt anzuregen. »Wir wollen das Bewusstsein für diese Probleme schärfen, Interesse wecken und die Erforschung des Zusammenhangs von Armut, Gesundheit und menschlicher Entwicklung fördern«, erklärten die Verleger.

Manche Zeitschriften brachten Themenhefte heraus, andere nur einzelne Artikel, die aufgriffen, wie die schlimmsten Auswirkungen der Armut auf die Gesundheit gelindert werden können. Weltweit nahmen 234 Fachblätter teil, darunter führende Zeitschriften wie *Science, Nature, Cell,* das *British Medical Journal* und das *Journal of the American Medical Association,* aber auch das *Fiji Medical Journal* oder das *New Iraqi Journal of Medicine.* In Deutschland machte das *Deutsche Ärzteblatt* mit.

Die Ergebnisse, die durch den gemeinsamen publizistischen Kraftakt zutage traten, waren und sind erschreckend: Während ein Fünftel der Weltbevölkerung mit einer Lebenserwartung von etwa achtzig Jahren rechnen kann, gehören zwei Drittel der Menschheit zu der benachteiligten Mehrheit, die öfter krank wird und früher stirbt. Kinder leiden besonders unter ärmlichen Verhältnissen: 10,6 Millionen Kinder unter fünf Jahren sterben weltweit jährlich.

99 Prozent der Fälle sind darauf zurückzuführen, dass nicht genug Geld vorhanden ist, um ausreichende Ernährung, Hygiene und ärztliche Versorgung bereitzustellen. Während die Kindersterblichkeit in wohlhabenden Ländern bei etwa 6 von 1000 liegt, sterben in armen Nationen 100 von 1000 Kindern. »Die Todesfälle bei Kindern unter fünf Jahren sind größtenteils vermeidbar, wirksame Interventionen sind bekannt«, schrieb Oliver Razum, Gesundheitswissenschaftler an der Universität Bielefeld, im *Deutschen Ärzteblatt.*

Zwar hat Armut in Entwicklungsländern besonders dramatische Auswirkungen, aber auch in wohlhabenden Nationen beeinflusst sie die Gesundheit. Thomas Lampert und Bärbel-Maria Kurth vom Robert-Koch-Institut haben im *Deutschen Ärzteblatt* 2007 die Ergebnisse des deutschen Kinder- und Jugendgesundheitssurveys beschrieben. Demnach wurde bei Kindern aus der untersten sozialen Schicht im Vergleich zu höheren Schichten nur halb so oft ein sehr guter Gesundheitszustand festgestellt. Zudem traten bei ärmeren Jugendlichen deutlich häufiger psychische Auffälligkeiten und Übergewicht auf.

Nach Einschätzung von Robert Eiss und Roger Glass vom amerikanischen Forschungszentrum National Institutes of Health war »die Situation nie so günstig und der Handlungsbedarf nie so groß wie jetzt«, um den Teufelskreis aus Armut und Krankheit zu durchbrechen. Oliver Razum erinnerte im *Deutschen Ärzteblatt* daran, dass »nicht nur Krankheit ökonomisch und sozial determiniert ist«. Auch die Gegenmittel seien ökonomischer und sozialer Natur – politischer Wille, Geld und gesellschaftliche Verantwortung.

Die falschen Schwerpunkte der Medizin

Warum eine neue Krebsimpfung in reichen Nationen nahezu überflüssig wäre, aber in den Entwicklungsländern dringend nötig ist und welche Kosten drei Spritzen verursachen können

Es ist ein Traum der Mediziner und die Hoffnung vieler Patienten – eine Impfung gegen Krebs. Seit 2006 ist zumindest der Schutz vor einem der bösartigen Tumore denkbar. In den USA ist im Juni 2006 eine Impfung gegen Gebärmutterhalskrebs zugelassen worden. Die EU-Kommission erteilte die europaweite Zulassung am 20. September. Obwohl der Krebs-

157

schutz aus der Spritze seit Oktober 2006 auf dem Markt ist und Forscher zunächst wenig Kritik daran übten, blieb unklar, wer die Impfung zahlt und ob sie empfohlen werden soll. Da die Zulassung zunächst ohne Altersbegrenzung erfolgte, war die Frage, »für wen und wann eine Empfehlung ausgesprochen wird«, sagte Susanne Stöcker vom Paul-Ehrlich-Institut, das am Zulassungsverfahren beteiligt war.

Im Dezember 2006 kündigte die AOK dann an, die Kosten für die Impfung von Mädchen zwischen neun und siebzehn Jahren zu übernehmen. In den Wochen zuvor hatten die TK und die DAK mitgeteilt, ihren Versicherten den Krebsschutz zu bezahlen. Die Krankenkassen preschten vor, um junge gesunde Kundinnen anzuwerben, doch zu diesem Zeitpunkt hatte die Ständige Impfkommission des Robert-Koch-Instituts (RKI) die Impfung noch nicht in ihre Empfehlungen aufgenommen, nach denen sich die Ärzte richten.

Am 5. Dezember 2006 hatte die Kommission darüber diskutiert. »Beschlüsse müssen erst mit Fachgesellschaften und Bundesländern abgestimmt werden«, sagte Susanne Glasmacher vom RKI. Man könne so weitreichende Empfehlungen »nicht übers Knie brechen«. Üblicherweise veröffentlicht die Kommission ihre Beschlüsse jedes Jahr im Juli. »Sollte es eine Empfehlung geben, wird sie aber vermutlich vorab bekannt gegeben«, sagte Glasmacher. Im Februar 2007 war es dann so weit.

Die meisten Forscher haben kaum Zweifel, dass die Impfung wirksam ist – auch wenn Kritiker behaupten, dass sie viel zu früh und ungenügend getestet auf den Markt gekommen sei. Innerhalb von sechs Monaten wird Gardasil oder Silgard – so heißen die zugelassenen Mittel – dreimal intramuskulär gespritzt. Die Präparate enthalten Eiweiße, die der Hülle von Papillomviren ähneln. Der Organismus bildet daraufhin Antikörper gegen die Hüllstoffe. Gelangen später echte Viren in den Körper, töten die Antikörper sie ab.

Die Bekämpfung der Viren ist ein entscheidender Schritt, um Gebärmutterhalskrebs zu verhindern. 70 Prozent dieser Tumore werden von den Papillomviren 16 und 18 ausgelöst, gegen die sich der Impfstoff richtet und die hauptsächlich durch Sex übertragen werden. Die Erreger können jahrelang inaktiv bleiben, bis sie irgendwann das Gewebe zu abnormem Wachstum anregen, wodurch erst Krebsvorstufen, später dann bösartige Tumore entstehen können. »Diese Kaskade wird zu 100 Prozent mit der Impfung verhindert«, sagt Susanne Stöcker. Jetzt sei zu diskutieren, ob auch Frauen um die dreißig oder älter geimpft werden sollen. »Sind sie schon mit einem Virustyp infiziert, kann das ja noch Schutz gegen den anderen Virentypus bieten«, sagt Stöcker.

Der Schutz vor dem Krebs ist allerdings eine der teuersten Impfungen überhaupt. Jede der drei Impfungen kostet etwa 150 Euro − also beläuft sich das komplette Programm auf 450 Euro. Wenn alle Mädchen zwischen zwölf und siebzehn Jahren in Deutschland geimpft würden, wären das für jeden Jahrgang Kosten von fast einer halben Milliarde Euro − das Gesundheitswesen würde enorm belastet werden.

Dabei ist Gebärmutterhalskrebs kein Volksleiden, sondern in Deutschland längst auf dem Rückmarsch. Zwar infizieren sich sieben von zehn Frauen im Lauf ihres Lebens mit den Warzenviren. Doch die Infektion verursacht zumeist keinerlei Beschwerden und heilt bei 90 Prozent der Frauen von allein und folgenlos wieder aus. Nur in seltenen Fällen wird sie chronisch. Dann kann sie Krebsvorstufen begünstigen. Mehr als 300 Mädchen müssten geimpft werden, um einen Tumor zu verhindern.

In Deutschland erkranken 6500 Frauen jährlich an dieser Krankheit, etwa 1600 Frauen sterben hierzulande jedes Jahr an dem Tumor. Jeder vermeidbare Krebsfall ist einer zu viel. Doch in den Industrieländern gehört auch der Zellabstrich am Gebärmutterhals seit Jahrzehnten zur Krebsvorsorge. Dadurch ist das Leiden in den reichen Ländern, schon bevor es die Impfung gab, immer weiter zurückgedrängt worden. »Seit der Abstrich zur Vorsorge gehört, ist die Häufigkeit um mehr als die Hälfte zurückgegangen«, sagt Georg Feichter, Pathologe an der Universität Basel. Vorstufen des Tumors können auf diese Weise schon sehr früh erkannt und behandelt werden. »In Afrika ist Gebärmutterhalskrebs hingegen der häufigste Krebs bei Frauen – ein Volksleiden, Tendenz steigend«, sagt Feichter. »Hätten wir eine Weltregierung, müsste dort die Impfung zunächst eingeführt werden.« Bei Kosten von 450 Euro bleibt das aber wohl eine vergebliche Hoffnung.

Der überforderte Arzt in der Informations- und Wissensflut

Wie viele Fachartikel jedes Jahr erscheinen, warum der Großteil davon höchstens von den Autoren selbst gelesen wird, wie man in Deutschland Chefarzt wird und warum die Medizin neuerdings Überdiagnostik und Übertherapie kennt

Der stete Zuwachs an medizinischem Wissen ist enorm – und er wird kaum hinterfragt. Jährlich werden weltweit mehr als eine Million medizinische Fachartikel in nahezu 20 000 Fachzeitschriften publiziert. Diese große Erzählung von der unaufhörlichen Wissensflut kommt eigentlich nie ohne die Anmerkung aus, dass sich das medizinische Wissen alle sieben Jahre (nach anderen Berechnungen sogar alle fünf Jahre) verdoppelt. Das mag schon sein, nur: Kein Arzt muss dieses Wissen neu aufnehmen und verarbeiten. Es sind ganz überwiegend Detailkenntnisse, die neu hinzukommen und die zumeist nicht für den ärztlichen Alltag und erst recht nicht für die Patienten relevant sind.

Im Gegenteil: Diese Artikel sind zum Großteil irrelevant. Nach verschiedenen Schätzungen sind 90 Prozent dieser Beiträge so schlampig und unwichtig, dass sie nicht einmal das Papier wert sind, auf dem sie gedruckt werden. Trotzdem wird sich an der Papierflut voraussichtlich wenig ändern, denn in vielen Nationen – auch in Deutschland – gilt die Anzahl der Fachartikel noch immer als wichtigste Bedingung für eine akademische Karriere in der Medizin – und nicht das ärztliche Können. Wer sich habilitiert und Professor oder wenigstens Chefarzt wird, ist dabei weniger von der Qualität der Artikel abhängig. Vielmehr gilt die Tradition des Gefechts: Gezählt werden die Einschläge.

Zwar gehen einige Universitätskliniken und andere Krankenhäuser dazu über, von den Bewerbern nur die drei oder fünf besten Fachartikel sehen zu wollen. Doch das gilt längst nicht für alle, und zudem sind die Forschungsrichtungen mittlerweile so kompliziert und verästelt, dass oftmals kaum jemand in der Lage ist, die wissenschaftlichen Leistungen eines Kandidaten beurteilen zu können.

Das Problem an der Wissensflut ist zudem, dass bereits das

alte Wissen in der Medizin nicht ausreichend wissenschaftlich abgesichert ist. Aus Untersuchungen ist bekannt, dass zwischen 50 und 60 Prozent aller medizinischen Handlungen nicht wissenschaftlich belegt sind. Deshalb sind sie nicht automatisch falsch. Aber im Rahmen der evidenzbasierten Medizin, die versucht, die besten wissenschaftlichen Beweise für Diagnostik und Therapie zu finden, sind in der Vergangenheit etliche vermeintlich eherne Wahrheiten der Medizin als Irrtümer entlarvt worden.

Der enorme Wissenszuwachs könnte ja ein rein akademisches Problem sein, da er den Alltag der Patienten und auch der meisten Ärzte in der Regel nicht berührt. Indirekt tut er das aber durchaus, denn die Reaktion vieler Ärzte auf die schier übermächtige Informationsfülle besteht darin, erst einmal alle möglichen Untersuchungen anzubieten und Daten zu erheben, um dann zu schauen, was sich damit anstellen lässt. »Zu verführerisch ist es, erst einmal alles Machbare zu tun und dann zu überlegen, was man mit den erhobenen Befunden anfängt«, hat der Gesundheitswissenschaftler Norbert Schmacke das Problem umschrieben.

Dieses Problem ist für Patienten tatsächlich von erheblicher Relevanz. Denn inmitten der Informationsflut, der nicht nur Ärzte, sondern auch Patienten permanent ausgesetzt sind, ist es eine wichtige ärztliche Tätigkeit, die Untersuchungsbefunde richtig einzuordnen und ein Therapiekonzept zu entwerfen, das eben nicht immer eine Medikamentengabe oder die OP-Empfehlung beinhalten muss, sondern manchmal auch in vorläufigem Abwarten besteht. Ein anderes Problem besteht allerdings darin, dass angesichts der Menge an scheinbar neuen Arzneimitteln, die jedes Jahr auf den Markt kommen, dies den Patienten kaum vermittelt werden kann.

Zudem haben Ärzte und Patienten zu selten die Erfahrung gemacht, dass eine wichtige medizinische Handlung darin bestehen kann, abzuwarten und die Kranken nicht gleich mit weiteren Untersuchungen und Behandlungen zu traktieren. Honoriert werden Ärzte für diese weise Zurückhaltung auch nicht. Es ist ein vergleichsweise neuer Trend, dass Mediziner in Fachzeitschriften vom »natürlichen Verlauf« einer Erkrankung berichten. Das erfolgt nicht im Zuge einer neuen Sparpolitik oder anderer Rationierungen. Diese Beiträge fußen vielmehr auf der Erkenntnis, dass eine erfolgreiche Behandlungsstrategie eben auch darin bestehen kann, vorläufig nichts zu tun.

In dem Maße, wie die diagnostischen und therapeutischen Möglichkeiten steigen, sind nämlich »Überdiagnostik« und »Übertherapie« erst zu einem Problem geworden. Unter diesen neuen Begriffen werden im besten Fall folgenlose, im schlimmsten Fall schädliche Eingriffe verstanden, die den Verlauf einer Erkrankung nicht beeinflussen, dafür aber manchmal Leiden zum Ziel haben und therapieren wollen, die nie Beschwerden verursacht hätten. Prostatakrebs beispielsweise wächst bei den meisten Männern so langsam, dass sie nie etwas davon bemerken. Zwar hat die Hälfte aller Achtzigjährigen Krebsanteile in ihrer Vorsteherdrüse. Die große Mehrzahl dieser Männer stirbt jedoch nicht an, sondern mit dem Tumor.

Der schlecht informierte Arzt

Wie hilfreich ein kräftiger Doktorand sein kann, wie viele unbewiesene Behauptungen in Pharmabroschüren stehen, was ein Mietmaul ist und wie sich Ärzte in Deutschland zumeist fortbilden

Für die Patienten besteht ein weiteres Problem darin, dass viele Mediziner nicht in der Lage sind, die Qualität wissenschaftlicher Informationen beurteilen zu können. Noch immer bildet sich die Mehrzahl der Ärzte anhand der Informationen und Prospekte der Pharmaindustrie fort. Wissenschaftler haben untersucht, wie zuverlässig diese Inhalte sind, und ihre Ergebnisse im werbefreien und industrieunabhängigen Fachmagazin *arznei-telegramm* 2004 veröffentlicht. Dazu mussten sie zunächst einen kräftigen Mitarbeiter haben: Sie wählten einen Doktoranden aus, der regelmäßig ins Fitnessstudio ging, denn er wurde damit beauftragt, alle Werbeprospekte aus verschiedenen Arztpraxen in Köln, Düsseldorf, Aachen und Umgebung einzusammeln.

175 Werbeprospekte wurden von den Forschern untersucht – mit dem Ergebnis, dass die Aussagen darin extrem unzuverlässig waren. So konnten die Angaben in 37 Prozent der Prospekte überhaupt nicht wissenschaftlich überprüft werden. Entweder war keine Quelle für die Behauptung angegeben, oder in der angegebenen Quelle stand nicht das, was im Prospekt behauptet wurde.

Von den 520 Aussagen in den 175 Prospekten waren 58 Prozent nicht transparent, 42 Prozent nicht durch Quellenangaben belegt und 34 Prozent nicht mit den Quellen übereinstimmend. Als Fazit blieb, dass in den Werbeprospekten, die zufällig gezogene Stichproben waren, nur etwa 6 Prozent der

Ärzteinformationen durch die pharmazeutische Industrie auch wissenschaftlich korrekt mit entsprechenden Studien belegt waren.

Wenn die Pharmaprospekte unbeachtet in den Papierkörben der Ärzte vergammeln würden, wäre das ja nicht weiter bemerkenswert. Doch leider beziehen die meisten Mediziner ihre berufliche Fortbildung nach wie vor auf Veranstaltungen und mit Hilfe von Broschüren der Pharmaindustrie. Dort sind die vermittelten Informationen zumeist recht einseitig gefärbt, wie die oben zitierte Untersuchung belegt – und zwar nicht zum Wohle der Patienten, sondern zum Wohle der Arzneimittelhersteller.

Die großen Summen, die Ärzte für bestimmte Präparate gefügig machen sollen, fließen zwar nicht mehr oder nur noch in seltenen kriminellen Fällen. Auch andere Vergünstigungen sind nicht mehr so leicht an den Arzt zu bringen. Dennoch schaffen es pharmaabhängige sogenannte Meinungsbildner (»Mietmäuler«) unter den Medizinern, die Ärzte auf bestimmte Behandlungen und Diagnoseverfahren einzustimmen. Auf Veranstaltungen, die komplett von der Pharmaindustrie organisiert und finanziert sind, halten sie Vorträge und geben Fortbildungen, die leider oft von den Ärztekammern noch immer als Weiterbildungen anerkannt werden. Die Redner, deren eigene Forschung zumeist unbedeutend ist, die dafür aber einen lokalen Ruf als Klinikchef genießen, bekommen dafür von den Pharmafirmen in der Regel zwischen 2000 und 5000 Euro Honorar. Der wissenschaftlich bewiesene Nutzen für die Patienten ist in diesen Pseudofortbildungen so gut wie nie erwiesen – er ist aber auch nicht das Ziel solcher Veranstaltungen.

Die Ärzteschaft unter dem Einfluss der Pharmaindustrie

Wie Arzneimittelhersteller 70 Prozent der Ärztegremien beein-
flussen, warum es so schwer ist, unabhängige Ärzte zu finden,
und weshalb manche Mediziner die falschen Aktien besitzen

Leitlinien sind für Ärzte eine wichtige Orientierungshilfe.
Fachgremien geben darin Therapieempfehlungen für die Praxis. Im Idealfall – und nach Selbstauskunft der Gremien – liegen den Behandlungsratschlägen die besten Belege aus Forschung und Fachliteratur zugrunde, wie es dem Prinzip der
evidenzbasierten Medizin (EBM) entspricht. Doch wo EBM
draufsteht, ist nicht immer EBM drin: Die wenigsten ärztlichen Empfehlungen werden unabhängig von der Pharmaindustrie erstellt. 35 Prozent der Leitlinienautoren erhalten
Honorare von Pharmafirmen. 70 Prozent der untersuchten
Gremien sind auf diese Weise beeinflusst, schreiben die Autoren einer Studie, die 2005 im angesehenen Fachblatt *Nature*
erschienen ist.

Das Blatt ließ weltweit mehr als zweihundert Leitlinien
untersuchen. Nur in neunzig davon werden Details über In-
teressenkonflikte angegeben. Lediglich einunddreißig sind
frei von industrieller Beeinflussung. Für mehr als ein Drittel
der Leitlinien zeichnen »Mietmäuler« verantwortlich, Autoren also, die pharmagesponserte Vorträge halten. Jedes zehnte
Mitglied eines Leitliniengremiums besitzt Aktien der Firma,
deren Produkte für die Therapieempfehlungen eine Rolle
spielen.

Als extremes Beispiel führte *Nature* die Leitlinien zur
Therapie von Blutarmut bei HIV-Patienten an. Nicht nur
der Hauptverantwortliche, auch alle anderen Mitglieder des

Gremiums standen auf Honorarlisten der Firma Ortho Biotech, deren Medikament Epoetin alfa auch prompt empfohlen wurde.

Einige Gremien entgegneten auf die Studie, dass es schwierig sei, genügend unabhängige Mitglieder zu gewinnen. Zudem würden Industriekontakte nicht automatisch eine Abhängigkeit bedeuten.

»Ärzte können nicht unabhängig bleiben, wenn sie von Firmen bezahlt werden«, entgegnet Peter Götzsche vom – unabhängigen – Cochrane-Zentrum Kopenhagen. Wer auf Pharmakosten Kongresse besucht und Vorträge hält, werde dadurch nun einmal in seinen Therapieempfehlungen beeinflusst. Drummond Rennie, Mitherausgeber des angesehenen *Journal of the American Medical Association,* findet viel deutlichere Worte: »Die Ergebnisse sind erschreckend«, sagte er, »Pharmafirmen sehen in Leitliniengremien den perfekten Ort, um Einfluss auszuüben. Diese Praxis stinkt.«

Die Widersprüche der Therapie
Warum eine Patientin jeden Tag zwölf verschiedene Tabletten in neunzehn verschiedenen Dosierungen schlucken muss und weshalb in den Empfehlungen für Ärzte kaum auf die Bedürfnisse älterer Menschen eingegangen wird

Alte Menschen haben aus ärztlicher Sicht komplizierte Eigenschaften: Erstens werden sie häufiger krank als junge. Zweitens leiden sie oft an mehreren Gebrechen gleichzeitig. Drittens erholen sie sich langsamer, weswegen ihre Behandlung aufwendiger und langwieriger ist. Die Medizin hat sich aber nur unzureichend auf ihre größte Klientel eingestellt: In den Leitlinien und Therapieempfehlungen der Ärzte wird kaum berücksichtigt, dass alte Menschen anders leiden und anders krank sind als junge.

Altersmediziner der Johns-Hopkins-Universität in Baltimore haben 2005 im angesehenen Fachblatt *Journal of the American Medical Association* beispielhaft beschrieben, welche absurden Folgen es in der Praxis hätte, würden die gängigen Leitlinien immer befolgt: Die Ärzte nannten in ihrem Artikel als Exempel eine Neunundsiebzigjährige, die an Diabetes, Bluthochdruck, chronischer Bronchitis, Osteoporose und Gelenkrheuma leidet. Eine typische Krankheitskombination in diesem Alter. Die ältere Dame müsste nach den Empfehlungen der medizinischen Fachgesellschaften zu fünf verschiedenen Tageszeiten zwölf Medikamente in insgesamt neunzehn Dosierungen einnehmen. Außerdem müsste sie ein Dutzend nicht pharmakologische Therapieempfehlungen beherzigen wie richtige Ernährung, spezielles Schuhwerk und Bewegung.

Die unübersichtliche Vielzahl der Medikamente und Ratschläge ist jedoch nicht das einzige Problem bei der Behandlung alter Menschen. Mindestens ebenso misslich ist, dass sich etliche Therapieempfehlungen widersprechen. Wenn die empfohlene Arznei gegen Gelenkrheuma die Wirkung der Tabletten gegen Bluthochdruck abschwächt oder sich andere Arzneikombinationen konterkarieren, bringt das die Patienten in Gefahr und verursacht nebenbei unnötig hohe Kosten. So fanden die Autoren der Studie, dass unerwünschte Nebenwirkungen wahrscheinlicher werden, wenn die Ärzte fünf der neun untersuchten Leitlinien befolgen.

»Die Leitlinien sind von Expertengremien zur Behandlung einzelner Krankheiten erstellt worden«, sagt Cynthia Boyd, die Leiterin der Untersuchung. »Den Ärzten, die es mit alten Menschen zu tun haben, die an mehreren Krankheiten leiden, ist damit nur wenig geholfen.«

Dass der Beispielfall aus der Fachzeitschrift nicht der Phantasie praxisferner Statistiker entspringt, zeigt die demographische und gesundheitliche Entwicklung der Industrienationen: In diesen Ländern klagt fast die Hälfte der Menschen jenseits der fünfundsechzig über mindestens drei chronische Leiden. 20 Prozent dieser Altersgruppe haben sogar fünf oder mehr chronische Erkrankungen. Doch obwohl ältere Menschen einen immer größeren Anteil unter den Patienten ausmachen, stellt sich die Medizin unzureichend auf ihre Bedürfnisse ein.

»Natürlich gibt es die Forderung, medizinische Leitlinien interdisziplinär besser abzustimmen«, sagt Gerd Antes, der das Cochrane-Zentrum zur Bewertung medizinischer Studien in Freiburg leitet. »Viele Ärzte sind überfordert, Einzelinformationen zu den Erkrankungen zusammenzuführen.« Doch bisher blieb es bei Versuchen. Dabei ist es gerade für die Behandlung alter Patienten wichtig, nicht einzelne Krankheiten zu therapieren, sondern den Menschen als Ganzes.

Die Plage der Diäten

Warum Mediziner leicht Übergewichtige nicht immer wieder auffordern sollten, abzunehmen, welches das wahre Idealgewicht ist und warum fitte Dicke gesünder und länger leben als schlappe Schlanke

Als Arzt sollten Sie Ihren Patienten keine zu strengen Diätvorschriften machen. Natürlich ist es gesundheitsschädlich, wenn sie extrem zu dick sind. Aber sonst? Es gibt keine Diät, die hält, was sie verspricht. Außerdem leben nicht die Menschen mit vermeintlichem Idealgewicht am längsten und gesündesten, sondern jene mit leichtem Übergewicht. Mehr muss man dazu eigentlich nicht sagen.

Wenn man doch mehr dazu sagen möchte, lautet die Zusammenfassung: Eigentlich müsste man den Begriff »Übergewicht« streichen – oder umbenennen in »Idealgewicht«. Was Menschen mit Bauchansatz und Hüftgold schon lange ahnten, bestätigt nun auch die Wissenschaft: Wer geringes bis mittleres Übergewicht auf die Waage bringt, lebt am längsten und ist am wenigsten anfällig für Krankheiten. Kein fülliger Mensch muss sich mehr mit Ausreden wie »schwere Knochen« oder »guter Futterverwerter« seine laut Statistik überflüssigen Pfunde schönreden. Er kann aus medizinischer Sicht stattdessen stolz darauf sein. Die Gefahr, an diversen Leiden zu erkranken, steigt erst mit erheblichem Übergewicht, das Mediziner – je nachdem, wie vornehm sie sein wollen – als Fettleibigkeit oder Adipositas bezeichnen. Wer richtig dick ist, hat eine kürzere Lebenserwartung.

Aus all dem folgt: Schluss mit dem ständigen Gerede über die Idealfigur. Ein wissenschaftlich bewiesenes Gesundheitsrisiko besteht erst dann, wenn jemand deutlich zu dick ist – oder aber auch zu dünn. »Wenn Sie sich gut fühlen, sich einigermaßen regelmäßig bewegen und Ihr Doktor mit Ihren Labor- und anderen Untersuchungsergebnissen zufrieden ist, weiß ich nicht, warum Sie überhaupt Ihr Gewicht ändern sollten«, meint der Arzt und Epidemiologe Mitchell Gail vom National Cancer Institute der USA in Bethesda.

Da die Wahrnehmung von Gewichtsproblemen subjektiv ist, wurden Grenzwerte festgelegt. Die Einteilung in Normal- und Idealgewicht nach dem Broca-Index gilt als veraltet. Zieht man dabei von der Größe in Zentimetern 100 ab, ergibt sich das Normalgewicht. Bei 180 Zentimetern Größe entspräche das 80 Kilogramm. Das Idealgewicht läge um 10 Prozent darunter, in diesem Fall bei 72 Kilogramm. Die Formel wurde immer wieder variiert, je nachdem ob Männer oder Frauen beurteilt werden sollten.

Mittlerweile wird das Gewicht zumeist nach dem Body-Mass-Index (BMI) eingeteilt. Er errechnet sich, indem das Gewicht durch die ins Quadrat genommene Körpergröße (in Metern) geteilt wird. Bei 1,80 Meter Größe und 80 Kilogramm Gewicht liegt der BMI bei 24,7. Die Weltgesundheitsorganisation definiert vier Kategorien: Von Untergewicht sprechen Mediziner bei einem BMI unter 18,5. Liegt der BMI zwischen 18,5 und 24,9, gilt dies als Normalgewicht. Als Übergewicht gelten BMI-Werte zwischen 25 und 29,9. Ab einem BMI von 30 ist dann von Adipositas, das heißt von Fettleibigkeit die Rede.

An diesen Maßstäben wurde immer wieder Kritik laut, denn Ärzte wissen, dass fitte Dicke gesünder sind als schlappe Schlanke. Außerdem werden Körperbau und Trainingszustand zu wenig berücksichtigt, wenn nur der BMI betrachtet wird. Schließlich ist belegt, dass ein Speckring um den Bauch (»Apfelform«) das Risiko für Gefäßverkalkung und Infarkt stärker erhöht als eine ähnlich große Fettdemonstration an der Hüfte (»Birnenform«). Bei einer Größe von 1,90 Meter würden schon 91 Kilogramm als Übergewicht gelten, ab 109 Kilogramm bestünde Fettsucht. Für 1,80 Meter Größe läge die Spanne des Übergewichts zwischen 81 und 98 Kilogramm, bei 1,70 Metern zwischen 73 und 87 Kilogramm.

Die Gesundheitsrisiken durch erhöhtes Gewicht werden von Laien wie Medizinern zwar immer wieder beschworen. Doch die wissenschaftlichen Belege dafür sind uneinheitlich. Kürzlich sind gleich mehrere umfangreiche Studien erschienen, in denen der Einfluss des Gewichts auf verschiedene Krankheiten untersucht wurde.

Forscher der National Institutes of Health in den USA (NIH) werteten Erhebungen aus, die von 1971 bis 2004 mehr als 2,3 Millionen Erwachsene umfassten. Ihr Fazit Anfang November 2007: Menschen mit Übergewicht leben am längsten. »Die Sterblichkeit war bei Untergewicht und Fettsucht erhöht«, sagt Katherine Flegal, Hauptautorin der Studie. »Unter den Übergewichtigen gab es jedoch weniger Todesfälle als unter den Normalgewichtigen.«

Die Autoren geben verschiedene Gründe an, warum Menschen mit Übergewicht länger leben als die Ranken und Schlanken: Mollige erholen sich offenbar schneller von Operationen, sind weniger anfällig für Infektionen, und bei manchen Krankheiten ist ihre Prognose besser. »Vielleicht liegt es daran, dass Übergewichtige mehr Nahrungsreserven und mehr Muskelmasse haben«, spekuliert Flegal. Allerdings würden die Auswertungen ergeben, dass die Gesundheitsrisiken ab einem BMI von 29 oder 30 stark ansteigen. Bei Menschen mit Fettsucht erhöht sich besonders die Sterblichkeit aufgrund von Herzinfarkten und Schlaganfällen – nicht aber durch Krebs.

Britische Daten zeichnen für Krebs ein anderes Bild. In Großbritannien wurden Teile der Million Women Study ausgewertet. Etwa 1,2 Millionen Frauen zwischen fünfzig und vierundsechzig Jahren wurden von 1996 bis 2001 erfasst und drei Jahre später erneut befragt. Die im *British Medical Journal* ebenfalls im November 2007 veröffentlichten Daten zu Gewicht und Krebs zeigen, dass mit einem stark erhöhten BMI ab 30 das Risiko für Tumore ansteigt. Dies galt besonders für Krebs der Speiseröhre, Gebärmutter, Nieren, Bauchspeicheldrüse, des Dickdarms sowie für Leukämien und Lymphome.

Das Krebsrisiko übergewichtiger Frauen wird davon beeinflusst, ob sie vor oder nach den Wechseljahren stehen – hohes Gewicht vor den Wechseljahren scheint vor Krebserkrankungen zu schützen. Zwar sind Tumore wie Lungen- oder Magenkrebs bei dicken Frauen seltener. Die Gesamtbilanz der britischen Studie zeigt allerdings, dass das Risiko für zehn von siebzehn Tumorarten mit dem Gewicht steigt. »Unsere Daten ergeben, dass 5 Prozent der Krebsfälle bei Frauen nach den Wechseljahren auf Übergewicht zurückgehen«, sagt Gillian Reeves von der Universität Oxford. »Das entspricht in Großbritannien 6000 Krebserkrankungen jährlich.«

In Großbritannien liegt der BMI Erwachsener bei durchschnittlich 27. Etwa 34 Prozent der Frauen sind übergewichtig, 23 Prozent fettleibig. Wie dick die Deutschen derzeit sind, ist unklar. Das statistische Bundesamt ermittelte, dass

58 Prozent der deutschen Männer übergewichtig sind und 42 Prozent der Frauen. Nach einer im Frühjahr 2007 veröffentlichten Studie sind die Deutschen die dicksten Europäer. Demnach wären 52,9 Prozent der Männer und 35,6 Prozent der Frauen in Deutschland übergewichtig. Fettleibig sind weitere 22,5 Prozent der Männer und 23,3 Prozent der Frauen.

Wer trotzdem abnehmen will, kommt um die Erkenntnis nicht herum, dass nur zwei Methoden das Gewicht reduzieren: weniger essen oder mehr Energie verbrauchen. Es ist die gute alte »Friss die Hälfte«- oder, wer es vornehmer will, »Hara Hachi Bu«-Regel. Das ist japanisch, wird von den langlebigen Inselbewohnern Okinawas praktiziert und bedeutet: Iss nur so viel, bis du dich zu etwa 80 Prozent satt fühlst. Alle anderen Diäten und Schlankheitskuren haben sich als unseriös oder unpraktikabel erwiesen – manche sogar als gefährlich, etwa wenn Appetitzügler mit Quellstoffen in der Speiseröhre steckenbleiben oder – weiter unten – zu Darmverschluss führen.

Manche Diäten setzen nur auf Fleisch, andere auf Grünzeug. Beide Extreme sind ungesund. Bisher galt kohlenhydratreiche Kost mit geringen Anteilen von Fett und Eiweiß als gesundheitsfördernd. Seriöse Vergleiche gab es kaum. Eine Studie, 2005 im *Journal of the American Medical Association* veröffentlicht, hat auch diese Vorstellung über die optimale Verteilung der Nahrungsbestandteile durcheinandergebracht: Die als ungesund geltende Proteindiät und die Fettdiät schnitten besser ab als die Kohlenhydratmast.

Wenn übergewichtige Menschen abnehmen wollen, verbessern sie damit nicht zwangsläufig ihre Gesundheit. Finnische Wissenschaftler haben entdeckt, dass allein der Versuch, immer wieder abzunehmen, auf Dauer ungesünder sein kann, als wenn Übergewichtige ihr Gewicht halten oder sogar noch zulegen. Das sollten Ärzte ihren Patienten sagen – und auch, dass fitte Dicke besser, länger und gesünder leben als schlappe Schlanke.

Die Plage der Nahrungsergänzungsmittel und Vitaminzusätze

Warum kein gesunder Mensch Zusatzpräparate und Nahrungsergänzungsmittel braucht, weshalb Obst zwar gesund, Vitamintabletten aber schädlich sind und weshalb die Forschung noch nicht weiß, was in einem Apfel enthalten ist

Der Glaube an Nahrungsergänzungsmittel und Vitaminzusätze ist ungebrochen. Was in Obst, Gemüse, Fleisch und Getreide gesund ist, hat in Pulver- und Tablettenform jedoch wenig Nutzen und kann sogar schaden. Seit Jahren ist bekannt, dass durchschnittlich gesunde Menschen, die sich durchschnittlich ernähren, nicht fürchten müssen, mit Vitaminen unterversorgt zu sein. Skorbut, Rachitis oder Beriberi sind keine Bedrohung in Ländern, in denen die Menschen genug zu essen haben, sondern Folklore aus Piratenabenteuern und vergangenen Jahrhunderten.

Inzwischen haben mehrere Studien sogar gezeigt, dass die vermeintlich gesunden Pülverchen die Lebenserwartung verkürzen können. »Ich war enttäuscht, weil ich von der Biochemie andere Ergebnisse erwartet hätte und das Prinzip einleuchtet, dass Vitaminzusätze nützen«, sagt Holger Schünemann vom Krebsforschungszentrum in Rom. »Aber die Forschungsergebnisse an Menschen sind eindeutig.« Mittlerweile. Die Datensammlung hatte genügend Zeit zu wachsen. Schon in den neunziger Jahren habe sich die schädliche Wirkung der Vitaminzusätze angedeutet, sagt Schünemann. »Jetzt zeigt sie sich immer deutlicher.«

Vitamine können bei Überdosierung Beschwerden auslösen, manchmal sind die Nebenwirkungen sogar erheblich. Beta-Carotin, eine Vorstufe von Vitamin A, erhöht bei Rauchern das Krebsrisiko. Zu viel Vitamin A kann zu Gelbsucht führen, zu viel Vitamin B_6 zu Nervenstörungen. Vitamin C im Überfluss begünstigt Nierensteine und Durchfall. Zu viel Vitamin D schwächt die Muskeln und lässt innere Organe verkalken. Eine regelmäßige Überdosis Vitamin E hemmt die Blutgerinnung. Eine internationale Übersichtsstudie unter Leitung dänischer Forscher hat im Frühjahr 2006 sogar ergeben, dass die Vitaminpräparate Beta-Carotin, Vitamin A und E nicht nur nichts nützen, sondern das Leben verkürzen können.

Mit Empörung reagierten Hersteller, industrienahe Forscher und die Anhänger eines vermeintlich gesünderen Lebensstils auf diese Ergebnisse. Sie zweifelten die Studie an. Dabei sind die möglichen Schäden sehr wohl bekannt, die zu viele Vitamine in Pulverform auslösen können. Ärzte haben dafür den Begriff »Hypervitaminose« geprägt, Verbraucherzentralen und Ernährungsexperten sprachen bereits Warnungen aus. Die neue Übersichtsarbeit aus Dänemark hat lediglich auf hohem Niveau den Forschungsstand zusammengefasst, wonach die verschiedenen Schädigungen lebensverkürzend wirken können. »Wir wissen nicht, wie viele industrienahe Studien nicht veröffentlicht werden, weil kein Nutzen herausgekommen ist«, sagt Holger Schünemann. Würde das zutreffen, wären die Warnungen sogar noch untertrieben.

Und warnen müssen die Forscher. Nach verschiedenen Erhebungen nimmt etwa ein Viertel der Erwachsenen in Deutschland gelegentlich Vitaminpräparate oder andere Nahrungsergänzungsmittel ein. Manchmal raten Ärzte Patienten dazu, Vitamintabletten zu nehmen, in vielen Praxen werden überflüssige und potenziell schädliche Vitaminzusätze als »Aufbaukuren« verkauft und als überteuerte IGeL-Leistungen abgerechnet. Kein Wunder, dass in den Industrienationen nach zurückhaltenden Schätzungen 10 bis 20 Prozent der Bevölkerung regelmäßig Vitaminpräparate schlucken, das sind 80 bis 160 Millionen Menschen.

Genauere Zahlen gibt es nicht, denn Vitamine aus der Packung sind fast immer frei verkäuflich und nicht apothekenpflichtig. Das heißt, die Anbieter müssen weder nachweisen, dass die Präparate wirken, noch müssen sie schwere Nebenwirkungen ausschließen, bevor die Mittel auf den Markt kommen. Gesetzgeber und Arzneimittelbehörden behandeln sie nach dem Motto: Nutzen nichts, schaden aber auch nichts. »Alles ist reglementiert in Deutschland, aber um die Ernährung kümmern sich die Behörden kaum«, sagt Ulrich Oltersdorf von der Bundesforschungsanstalt für Ernährung in Karlsruhe.

So konnten die Hersteller mit ihren Vitaminpräparaten im Jahr 2006 allein in Deutschland einen Umsatz von 465 Millionen Euro erwirtschaften – die Umsätze in den Discountern nicht mitgerechnet, denn die lassen sich nicht erfassen. Bekannt dagegen ist der Verkaufsschlager: Vitamin C. 127 Millionen Euro wurden 2006 damit umgesetzt, kein anderes Einzelvitamin ist so populär. »Es steht gleichsam stellvertretend für alle Vitamine, und der Inbegriff für den Vitaminspender ist die Zitrone«, sagt Ernährungsexperte Volker Pudel von der Universität Göttingen. »Sagen Sie den Leuten mal, sie sollen Vollkornbrot essen, um Vitamine aufzunehmen. Das wäre sinnvoll, aber alle fragen dann: Wieso?«

Das Problem liegt in Deutschland vor allem beim Verbraucher. »Die Leute wollen ihr Verhalten nicht ändern und weiter Pommes frites und Schwarzwälder Kirschtorte essen«, erklärt Volker Pudel. »Die Vitaminpille dient ihnen als nachträgliches Alibi.« Und Ulrich Oltersdorf ergänzt: »Wir haben einen Ernährungs-Analphabetismus, daher wird jedes Werbeversprechen geglaubt.«

Allerhand Wunderdinge dürfen den Pulvern, Pillen und Säften ungeprüft nachgesagt werden. Glaubt man der Werbung, halten die Zusatzpräparate die Arterien elastisch und schützen vor Verkalkung, verhindern Krebs und stärken die geistige Leistungskraft. Zusätzlich helfen Vitamine aus der Dose angeblich gegen Ermattung, bauen das Immunsystem auf und wehren so Infektionen ab. Zudem, so die Annahme, verleihen sie Spannkraft und Vitalität – das suggeriert ja schon der Name, der sich aus »Vita«, Leben, und »Amin«, Eiweißstoff, zusammensetzt. Ein Jungbrunnen in der Brausetablette.

Zusätzlich helfen die Vitamine aus der Dose angeblich gegen Ermattung und bauen das Immunsystem auf. »Die Leute glauben, dass durch Vitaminzusätze aus ungesunden Lebensmitteln gesunde werden«, sagt der Ernährungswissenschaftler

Volker Pudel. Nur: Ihre lebenswichtigen Wirkungen entfalten lediglich Vitamine, die in gewachsenen Nahrungsmitteln enthalten sind und mit diesen aufgenommen werden. Vitaminzusätze erfüllen diese Funktion nicht, egal ob Einzel- oder Multivitaminpräparate, Tabletten, Pulver oder Säfte. »In einem Apfel sind schätzungsweise tausend verschiedene Substanzen enthalten, wir kennen noch nicht alle«, sagt Ulrich Oltersdorf. »Das Vitaminpräparat ist aber nur *ein* Stoff. Unser Körper braucht das Zusammenspiel aller Stoffe.«

»Verbraucher werden in die Irre geführt«, sagt Christian Steffen vom Bundesinstitut für Arzneimittel und Medizinprodukte (BfArM). »Sie denken, sie tun sich mit Vitamintabletten etwas Gutes. Aber das Gegenteil ist der Fall.« Werden Vitaminzusätze an Menschen erprobt, sind die Ergebnisse stets niederschmetternd. Gesunden hat es in Studien bisher nie genutzt, Vitaminpräparate einzunehmen, selbst dann nicht, wenn sie sich nicht sehr gesund ernährten. »Nahrungsergänzungsmittel verkaufen ist wie Brötchen verkaufen«, sagt Steffen. »Man muss nur Hygieneregeln einhalten, sonst ist alles sehr willkürlich.«

Wer nachfragt, warum Vitaminpräparate noch frei verkäuflich sind, obwohl sie womöglich die Gesundheit gefährden und nichts nutzen, bekommt ausweichende Antworten. »Die Lobbygruppen sind groß, das ist schon frustrierend«, sagt Christian Steffen, der bis vor kurzem am BfArM die Abteilung für Arzneimittel-Neuzulassungen geleitet hat und jetzt für klinische Prüfungen zuständig ist. »Zudem gibt es zu wenig handfeste Hinweise auf spezifische Schäden der Präparate.«

Ob wissenschaftliche Untersuchungen Vitamingläubige überzeugen können, ist zweifelhaft. Hartnäckig hält sich die Mär, dass Lebensmittel immer weniger Nährstoffe enthalten. Durch die moderne Nahrungsmittelproduktion mit Kunstdünger und Pestiziden seien die Pflanzen ausgelaugt, so die Behauptung. Alles Humbug. Seit fünfzig Jahren untersucht die Deutsche Gesellschaft für Ernährung eine typische Auswahl an Nahrungsmitteln. Seit einem halben Jahrhundert sind die Schwankungen im Nährstoffgehalt so minimal, dass nichts darauf hinweist, dass Lebensmitteln ihre Vitamine abhandengekommen sind.

Das Hohe Lied der Vorsorge

Was die männlichen Geschlechtsorgane belastet, warum die gewonnene Lebenszeit für das Training draufgeht und weshalb Vorsorge manchmal nur bedeutet, dass die Sorgen vorverlegt werden

In Indonesien pflegt ein Stamm den Brauch, sich Gewichte an den Penis zu hängen. Man muss sich diese Volksgruppe wohl als äußerst zuvorkommend vorstellen, denn die Männer wählen diese beschwerliche Art der Prävention aus Angst, dass sich ihr Geschlechtsteil unvermittelt in den Körper zurückziehen könnte. Das malträtierte Organ reagiert auf die ungewöhnlichen Dehnungsübungen mit Gewebeschäden, die als Koro bereits in die medizinische Fachliteratur eingegangen sind. »Praevenire« heißt »zuvorkommen« und zumindest ihrer ursprünglichen Befürchtung kommen die Stammesmitglieder in der Tat zuvor, solange die Gewichte an Ort und Stelle verankert sind. Andere Nebenwirkungen dürfen nicht verschwiegen werden, denn die Männer büßen eine gewisse Leichtigkeit im Umgang mit dem anderen Geschlecht ein, und nach allem, was man weiß, erhöht die Übung ihre Lebensqualität auch nicht gerade.

Wird der Vorsorgegedanke aus dem exotischen Umfeld des indonesischen Urwalds in hiesige Niederungen der Gesundheitspolitik übertragen, bekommt er etwas Altertümliches – irgendwo zwischen Rumpfbeugen und Lebertran. Doch der Begriff »Vorsorge« ist äußerst unscharf definiert, obwohl die meisten Menschen eine Vorstellung davon haben, was er bedeutet. Als Vorbeugung oder Vorsorge, wie Prävention fast immer eingedeutscht verwendet wird, wird zumeist eine Art »weise Voraussicht« verstanden. Mit Hilfe dieser »weisen Voraussicht« soll es möglich werden, einer Zukunft zuvorzukommen, die schlechter ausfallen würde, wenn man ihr nicht zuvorgekommen wäre.

Viele Alltagshandlungen und Rituale können als Prävention bezeichnet werden. So ist dem Präventionsgedanken auch die Neigung etlicher Deutscher zuzurechnen, lange vor Abfahrt des Zuges am Bahnhof zu sein, um der schlechteren Zukunftsvariante vorzubeugen und den Zug nicht zu verpassen. Auch die Angewohnheit vieler Autofahrer, eine Rolle Klopapier unter einem gehäkelten Sichtschutz auf der Hutablage zu transportieren, kann als Teil einer umsichtigen Präventionsstrategie verstanden werden.

Ärzte sagen gerne: In der Medizin muss man sich entscheiden, mit Abwägungen können manche Patienten nichts anfangen. Was empfiehlt man denn einem Patienten, wenn er in die Praxis kommt und wissen will, ob er an der Vorsorge teilnehmen soll oder nicht?, fragen sie. Ich antworte dann, wie ich es machen würde – aber dass seine Prioritäten möglicherweise anders als meine seien und er sich deshalb auch eventuell anders entscheiden würde.

Ärzte sagen dann gerne: Die Leute wollen eine klare Empfehlung – ja oder nein. Damit ist eines der Dilemmata in der Debatte um die Vorsorge bereits angerissen. Denn in der Diskussion um die Früherkennung auf Krebs hat man es mit einer Asymmetrie in der Argumentation zu tun.

Das hohe Lied auf die Vorsorge lässt sich schnell und einfach singen: Es lautet in etwa so: Mit Hilfe regelmäßiger Vorsorge lässt sich Krebs früher erkennen, besser behandeln, und die Menschen haben deshalb auch eine bessere Prognose. Das leuchtet jedem sofort ein. Das lässt sich in zehn Sekunden vermitteln. Hierfür sind nur ein paar Schlagworte nötig – so weit, so unterkomplex.

Das Gegenteil, die Kritik an der Vorsorge, ist hingegen schwerer zu erklären – und sie erfordert mehr Zeit. Denn es leuchtet nicht auf Anhieb ein, warum Vorsorge manchmal eben auch bedeuten kann, dass nur die Sorgen vorverlegt werden. Dazu sind mindestens fünf Minuten nötig – und auch dann sind sicher noch nicht alle bisherigen Anhänger der Vorsorge von der Argumentation überzeugt (die übrigens keine Einzelmeinung ist, sondern auf etlichen Untersuchungen und Überlegungen beruht).

Dazu noch eine Anmerkung: Wenn von Screeningprogrammen für Tumoren die Rede ist, wird oft der Begriff »Vorsorge« verwendet. Das ist falsch. Besser sollte von Untersuchungen zur Früherkennung von Krebs gesprochen werden. Denn durch Vorsorge wird vorgesorgt, dass eine Krankheit verhindert oder hinausgezögert wird. Die Beschwerden treten später oder gar nicht auf. Tests zur Früherkennung hingegen bewirken oft das Gegenteil. Sie lassen eine Erkrankung früher kenntlich werden und nehmen die Diagnose vorweg. Wenn auch nicht die körperlichen Beschwerden früher auftreten, so stellt sich doch mit der Diagnose die Angst und die Erwartung der Beschwerden ein. Der ehemals symptomlose Gesunde fühlt sich jäh als Kranker und – selbst wenn er beschwerdefrei ist – nur noch gesund auf Probe.

Um die Kritik an dem Konzept der Krebsfrüherkennung, die als Vorsorge verschleiert wird, deutlich zu machen, muss man zunächst darlegen, was Vorsorge im idealen Falle leisten können sollte – dadurch wird evident, wie fern manche Maßnahmen zur Früherkennung auf Krebs von diesem Anspruch entfernt sind.

Um vorzusorgen, muss zunächst identifiziert werden, welchem Übel überhaupt vorgesorgt werden soll. Das klingt banal, erweist sich jedoch keineswegs als selbstverständlich. Denn Prävention ist nur möglich, wenn zwischen zwei angenommenen Zukünften unterschieden wird. Da ist zum einen die als negativ wahrgenommene Zukunft, die ohne Prävention einzutreten droht. Ihr steht die positiv wahrgenommene Zukunft gegenüber, die Ergebnis präventiver Anstrengungen ist.

Dass allein diese so selbstverständlich klingende Grundannahme ihren Haken in der Praxis hat, wird an drei Beispielen aus der Medizin deutlich, die nichts mit Krebs zu tun haben, aber dennoch immer wieder im Zusammenhang mit der Vorsorge genannt werden.

Beispiel 1. Vorsorgestrategie: Gewichtsabnahme, Ziel: auf das Ideal-gewicht zu kommen und länger zu leben.

Wenn man Diskussionen um geschlechtsspezifische Ge-wichtsunterschiede, um den Body-Mass-Index und andere Methoden zur Gewichtsermittlung ausspart, kann man nach der alten Faustregel bei einem 180 Zentimeter großen Menschen 80 Kilogramm als Normalgewicht ansetzen, und 72 Kilogramm als Idealgewicht. Man kann dem Idealgewicht nacheifern, aus Spaß oder aus ästhetischen Motiven. Es taugt aber nicht als Strategie zur Vorsorge. Denn längst hat die For-schung ergeben, dass Menschen mit leichtem Übergewicht am längsten leben und nicht diejenigen mit Idealgewicht oder einem Body-Mass-Index im Idealbereich.

Beispiel 2. Vorsorgestrategie: Sport, Ziel: länger zu leben.

Jeder weiß davon, jeder kennt es. Seit kurzem versucht Ge-sundheitsministerin Ulla Schmidt mit ihrem Programm »3000 Schritte« aus schlappen Dicken schlanke Fitte zu ma-chen – bisher ohne Erfolg. Aus medizinischer Sicht ist das Programm fragwürdig, denn man muss schon regelmäßig ein bestimmtes Ausdauerpensum (dreimal in der Woche mindes-tens dreißig bis fünfundvierzig Minuten) absolvieren, um länger zu leben. Dann erst wirkt es sich auf die Lebenserwar-tung aus.

Auch hier gilt: Als Vorsorgemaßnahme taugt Sport nur, wenn er regelmäßig und sehr intensiv betrieben wird. Doch selbst in diesem Fall gilt der Zielkonflikt: Man muss es mö-gen und Spaß daran haben. Denn man lebt statistisch gesehen zwar länger – etwa um drei Jahre – allerdings geht die durch Sport gewonnene Lebenszeit für das Training drauf.

Beispiel 3 zeigt den soeben erwähnten Zielkonflikt besonders schön:
Beispiel Schlaf.
Viele Mediziner wissen, dass Schlafmangel das Risiko für etliche Krankheiten wie zum Beispiel Herzinfarkt erhöht und, statistisch gesehen, die Lebenserwartung senkt. Fazit: Wer kürzer schläft, ist nicht nur früher wach, sondern auch länger tot. Das mag man in Kauf nehmen, denn was nützt es, länger zu leben, wenn man den Großteil der Zeit verschläft.

Vier Annahmen liegen dem Präventionsgedanken zugrunde. Am Beispiel von Brustkrebs und Prostatakrebs wird deutlich, dass sie in den bisherigen Tests zur Früherkennung nicht umgesetzt werden:

1. Prävention setzt voraus, dass sich aus gegenwärtigen Indizien zukünftige unerwünschte Folgen sicher prognostizieren lassen.
2. Prävention setzt voraus, dass sich das Befinden ohne die präventiv gedachte Intervention verschlechtern würde.
3. Prävention setzt voraus, dass Risiken am effektivsten vermindert werden können, je früher der präventive Eingriff stattfindet.
4. Prävention setzt voraus, dass sich die geplante Vorsorge in Form eines Screenings oder anderer bevölkerungsweiter Maßnahmen umsetzen lässt.

1. Beispiel Mammographie-Früherkennung von Brustkrebs
Zunächst ein paar Fakten: Brustkrebs ist der häufigste Tumor der Frau. 48 000 Neuerkrankungen gibt es jedes Jahr in Deutschland, 18 000 Todesfälle jährlich. Das durchschnittliche Erkrankungsalter beträgt dreiundsechzig Jahre, 40 Pro-

zent der Frauen, die erkranken, sind jünger als sechzig Jahre. Von 1000 Frauen zwischen vierzig und neunundvierzig Jahren haben drei unentdeckten Brustkrebs, bei ihnen ist das Brustgewebe dichter und Krebs schwerer zu erkennen. Deshalb passieren mehr Fehler. Von 1000 Frauen zwischen fünfzig und siebzig haben neun einen unentdeckten Brustkrebs, in dieser Altersgruppe ist die Brust nicht so dicht und daher besser zu untersuchen. Nehmen die Frauen Hormone, haben sie aber erstens eine dichtere Brust und zweitens ein erhöhtes Risiko für Krebs – ein Drittel bis die Hälfte der Frauen nehmen nach den Wechseljahren Hormone.

Mit der Früherkennung gehen gleich mehrere Probleme einher: Von 1000 Frauen zwischen fünfzig und siebzig haben also neun einen unentdeckten Brustkrebs (9 von 1000). Ein Viertel bis ein Drittel werden übersehen (3 von 1000 sind »falsch negativ«), die anderen werden entdeckt (6 von 1000). Wie sollen die Frauen umgehen mit der Ungewissheit, ob ein Tumor sicher ausgeschlossen ist? 100 von 1000 Frauen unter fünfzig Jahren müssen mit einem Fehlalarm rechnen, in der Altersstufe zwischen fünfzig und siebzig sind es 50 von 1000 Frauen. Die Ursache für die Angst und Aufregung waren dann zumeist gutartige Veränderungen, etwa Zysten. Diese Zahl summiert sich mit den geforderten Screenings. Nach einer US-Studie haben nach fünf Untersuchungen mindestens ein Viertel der Frauen einen verdächtigen Befund erhalten, der sich später als falsch herausstellte (250 von 1000).

Wie will man diesen psychologischen Schaden bemessen, die Angst, das Gefühl, erkrankt zu sein, die Ungewissheit? Dreißig bis fünfzig Fehlalarme kommen auf einen entdeckten Tumor bei Frauen unter fünfzig Jahren, bei älteren Frauen sind es immerhin noch fünf bis zehn Fehlalarme. Eine Vergleichsrechnung verbietet sich eigentlich – aber wiegt der Nutzen eines entdeckten Tumors den Schaden von fünfzig Fehlalarmen auf? Fünfzig sind sehr viele, nicht wahr? Vielleicht von dreißig, von zehn oder fünf?

Es folgt die weitere Abklärung mittels erneuter Mammographie, MRT, Ultraschall, durch die meist der Verdacht ausgeräumt werden kann, manchmal ist aber noch eine Biopsie nötig. Die Risiken dieser Diagnostik sind zwar gering, doch vorhanden. Zudem macht die Abklärung aus beschwerdefreien Frauen Gesunde auf Probe. Generell gilt: Jüngere Frauen müssen eher mit unnötigen Abklärungsversuchen rechnen als ältere.

Das sind jedoch noch nicht alle Schwierigkeiten, die eine Früherkennung mit sich bringen kann. In Früherkennungsprogrammen sind 20 Prozent der Brustkrebsdiagnosen In-situ-Karzinome (DCIS mit Kalkablagerung in Milchgängen). Ärzte sind sich uneinig, wie gefährlich die Gewebeveränderungen sind. Manche halten sie für Vorstadien eines invasiven Karzinoms, das aggressiv behandelt werden sollte, andere Mediziner glauben, dass sie harmlos sind und nie zu Krebs werden. Für Frauen ist nicht zu durchschauen, ob sie gerade am Beginn ihrer Karriere als Krebskranke stehen oder nur eine harmlose Variante entdeckt worden ist.

Fazit: Nach der Überlebensstatistik und epidemiologischen Studien gilt zwar: Für Frauen zwischen fünfzig und siebzig gilt ein geringer Nutzen als belegt. Für Frauen zwischen vierzig und neunundvierzig fällt der Nutzen kleiner aus, gleichzeitig sind die Risiken eines Fehlalarms und eines

In-situ-Karzinoms viel größer. Doch wie bewertet die Patientin, der Arzt den Schaden, der durch Fehlalarme, Ungewissheit und Sorgen entsteht und die Lebensqualität massiv beeinträchtigt? Wie hoch ist er zu veranschlagen? Für mich macht die Abwesenheit von Angst und Ungewissheit einen erheblichen Teil des Wohlbefindens und der Lebensqualität aus.

2. Beispiel: Prostatakrebs

Etwa 40 000 Neuerkrankungen an Prostatakrebs werden in Deutschland jedes Jahr diagnostiziert, etwa 11 000 Männer sterben jährlich an dem Tumor. Im Durchschnitt sind die Männer einundsiebzig Jahre alt bei der Diagnose, nur 10 Prozent sind jünger als sechzig. Die Zahl der Diagnosen hat allerdings rapide zugenommen. Das liegt an den vermehrt angewendeten PSA-Tests, einem Bluttest, der einen Eiweißstoff misst, der bei Prostatakrebs erhöht sein kann. 1990 waren es nur 27 000 Neuerkrankungen im Jahr – dabei sinkt die Zahl der Todesfälle.

Prostatakrebs muss man nicht immer behandeln – weil er so langsam wächst und sich oftmals nie bemerkbar macht. Bei 10 Prozent aller zwanzig- bis dreißigjährigen Männer finden sich bereits Gewebeveränderungen in der Vorsteherdrüse, bei einem Drittel der Fünfzigjährigen liegen bereits millimetergroße Tumoren vor, bei den Achtzigjährigen hat sogar die Hälfte Krebs in der Prostata. Aber die meisten dieser Krebsnester verursachen keine Beschwerden – die Männer sterben mit, aber nicht an dem Tumor.

Die Diagnostik geht mit gleich mehreren Problemen einher: Der PSA-Wert verändert sich bei Druck auf das Organ (das heißt nach dem Radfahren, nach Sex, bei einer Entzündung), wenn Medikamente eingenommen werden, bei falscher Lagerung der Probe. Zudem gibt es fünfzig verschiedene Tests. In der Altersgruppe zwischen fünfundfünfzig und vierundsiebzig Jahren kann bei 50 von 1000 Männern ein Krebs entdeckt werden. Zehn davon übersieht der PSA-Test (»falsch negative Befunde«), vierzig entdeckt er. 100 bis 200 von 1000 Männern (je nach Alter) erhalten nach dem PSA-Test einen Fehlalarm, der sich erst nach weiteren Untersuchungen als falsch herausstellt. Auf einen entdeckten Tumor kommen vier Fehlalarme.

Die weitere Abklärung nach Fehlalarm erfordert eine erneute PSA-Bestimmung, die Tastuntersuchung und Ultraschall. Falls der Verdacht weiter besteht, ist eine Biopsie mit sechs Proben nötig. Falls der Befund immer noch uneindeutig ist, sind weitere Proben nach drei bis sechs Monaten notwendig.

Wird das Organ total entfernt (radikale Prostatektomie), sind 20 Prozent der Männer hinterher inkontinent, 20 bis 70 Prozent impotent. Die Strahlentherapie kann ebenfalls zu Inkontinenz und Impotenz führen. Bisher hat keine Studie bewiesen, dass ein PSA-Test das Leben verlängert oder das Leiden verringert, das ein fortgeschrittener Krebs verursachen kann. Nach bisherigen Untersuchungen kann ein PSA-Test die Diagnose eines Tumors jedoch um bis zu zwölf Jahre vorverlegen, denn der Test entdeckt auch Tumoren, die zwar später Beschwerden gemacht hätten, aber nie lebensbedrohlich geworden wären. Gerhard Ehninger, Präsident der Deutschen Gesellschaft für Hämatologie und Onkologie (DGHO) hat dazu gesagt: »Wenn man unheilbaren Krebs zwei Jahre früher erkennt, überlebt man ihn zwar statistisch auch zwei Jahre länger. Man stirbt dann aber trotzdem nicht später.«

Fazit: Bei vielen Männern wachsen Tumore heran, die nie Beschwerden verursachen würden. Regelmäßig werden solche harmlosen Tumore durch PSA-Tests überflüssigerweise entdeckt. Unklar ist, wie groß der Anteil dieser Überdiagnosen ist: Nach verschiedenen Schätzungen beträgt er zwischen 30 und 70 Prozent. Das heißt, drei bis sieben von zehn Tumoren, die der PSA-Test entdeckt, wären nie aufgefallen und hätten nie Beschwerden ausgelöst. Aus diesen Überdiagnosen folgen Übertherapien mit den möglichen Folgen Inkontinenz und Impotenz. Die psychischen Folgen sind zudem ähnlich wie bereits bei der Mammographie dargestellt: Angst, Ungewissheit und das Gefühl, nicht mehr gesund zu sein. Das Dilemma rund um das PSA-Screening ist kaum zu lösen, denn bisher können Ärzte nicht zuverlässig voraussagen, wie sich ein entdeckter Tumor weiter entwickelt.

Die vier Annahmen, die dem Präventionsgedanken zugrunde liegen, können am Beispiel von Brustkrebs und Prostatakrebs nicht umgesetzt werden:
1. zeigt sich, dass sich aus gegenwärtigen Indizien eben außerordentlich oft *nicht* zukünftige unerwünschte Folgen sicher prognostizieren lassen. Die Häufigkeit der Fehlalarme zeigt dies, aber auch die Zahl der Überdiagnosen und Übertherapien.
2. zeigt sich auch, dass sich das Befinden bei vielen Menschen ohne die präventive Intervention eben nicht automatisch verschlechtern würde. Es verschlechtert sich eher

durch die Früherkennung und ihre Folgen. Im besten Fall bleibt die Bilanz neutral, etwa bei der großen Gruppe der Menschen, bei denen kein Krebs vorliegt und auch nicht entdeckt wird.

3. zeigt sich zudem, dass die Risiken, früher zu sterben oder stärker zu leiden eben nicht gemindert werden, je früher der vorbeugende Eingriff stattfindet. Im Gegenteil: Das Leiden wird vorverlegt – durch invasive Untersuchungen und Therapien und nicht zuletzt in Form von Angst und Ungewissheit.

4. zeigen die Screeningprogramme bisher, dass die Teilnahme der Bevölkerung sehr gering ausgeprägt ist.

Der epidemiologische Blick zeigt, dass nach jüngsten Studien die Zahl der Krebsdiagnosen in Europa zugenommen hat. In vielen Fällen wird etwa ein Prostatakrebs durch die Zunahme des PSA-Screenings früher entdeckt. Das täuscht eine verbesserte Überlebensrate vor. Dazu ein kleines Zahlenbeispiel: Wenn 2008 der Krebs nach einem Screening entdeckt wird und nicht erst 2012 durch Zufall auffällig wird, stirbt der Patient in diesem Beispielfall in beiden Szenarien trotzdem 2015. Statistiker und Befürworter der Vorsorge können das als Erfolg werten, denn die Überlebenszeit nach der Diagnose beträgt ja mit Vorsorge sieben Jahre, ohne nur drei Jahre. Vordergründig wäre daher ein Plädoyer für die Früherkennungsuntersuchung angebracht. Allerdings wird sofort deutlich, dass Vorsorge in diesem Fall wirklich nur bedeutet, dass die Sorgen vorverlegt werden und dass der Patient keinerlei Nutzen von der frühen Diagnose hat und keinen einzigen Tag länger lebt. Hier überwiegt eindeutig der Schaden, auch wenn viele Urologen die frühere Diagnose als Triumph der Früherkennung feiern.

Die statistische Augenwischerei geht noch weiter. Im August 2007 wurden in der Fachzeitschrift *Lancet* in mehreren großen Studien die Fünfjahresüberlebensraten für verschiedene Krebsarten europaweit untereinander und mit den USA verglichen. Dabei zeigt sich, dass die Fünfjahresüberlebensrate für Prostatakrebs in den USA bei etwa 99 Prozent lag, in Europa im Mittel hingegen nur bei 78 Prozent. Der naheliegende Schluss wäre, dass Männer in den USA länger als ihre Geschlechtsgenossen in Europa überleben, wenn sie Prostatakrebs haben. Man könnte auf die Idee kommen, dass die Medizin in den USA besser sei und man als Mann in die Vereinigten Staaten auswandern sollte, wenn man an dem Tumor erkrankt.

Das Gegenteil ist der Fall, wie das Beispiel mit den drei Jahreszahlen oben bereits belegt hat. Wenn in den USA bei einem Mann 2008 ein Prostatakrebs entdeckt wird und der Patient 2015 stirbt, überlebt er sieben Jahre lang und trägt damit zu einer Fünfjahresüberlebensrate von fast 100 Prozent bei. Lebt derselbe Mann in Europa und erfährt erst zufällig im Jahr 2012 von der Diagnose, stirbt er trotzdem 2015. Statistisch gesehen überlebt er die Diagnose dann nur noch um drei Jahre, was die Fünfjahresüberlebensrate senkt. Der statistische Erfolg erweist sich jedoch als Nachteil im richtigen Leben. Denn der Mann wäre in beiden Fällen am selben Tag gestorben – durch die Früherkennung wusste er nur Jahre früher von seinem Krebsleiden.

Befürworter der Früherkennung würden wohl einwenden, dass die frühere Diagnose es ja auch früher ermöglicht, therapeutisch zu intervenieren. Das stimmt. Nur, im Fall von Prostatakrebs wie von Brustkrebs hat bisher keine epidemiologische Studie den Nachweis erbringen können, dass durch Screening und die Ausweitung der Früherkennung die Prognose der betroffenen Patienten verbessert werden konnte und sie nicht nur statistisch, sondern auch real länger lebten. Das ist es aber, was für die Patienten zählt – und die Zeit, die sie ohne die Last einer Diagnose verbringen konnten, die ihnen einen fragwürdigen Wissenszuwachs ohne erkennbaren Nutzen verschafft.

Zudem gibt es noch einige gesellschaftliche Aspekte, die wichtig sind, wenn sich die Vorsorgedoktrin immer weiter ausbreitet:

a) Das Kontrollbedürfnis der Ärzte wird durch die immer regelmäßigeren »Vorsorge«-Untersuchungen erfüllt. »Dann kommen sie wenigstens regelmäßig in die Praxis«, entgegnen viele Mediziner, wenn man sie auf die zweifelhafte Nutzen-Schaden-Bilanz vieler Früherkennungstests anspricht.

b) Das bewusste Ausblenden der zahlreichen Fallstricke der Früherkennung rekonstruiert das Bild vom Arzt als Alleskönner. Die Ausgrenzung der Probleme ist Teil einer medizinischen Akzeptanzrhetorik, die den Mediziner als allwissenden Heiler zum Helden hat: Wir haben die Krankheit früh erkannt und deshalb im Griff, lautet das Heilversprechen, das Patienten gerne hören und Ärzte gerne aussprechen.

c) Der Appell zur Vorsorge ist ein Appell an das »unternehmerische Selbst«, wie es der Leipziger Soziologe Ulrich

Bröckling bezeichnet hat. Der Appell richtet sich an den Menschen als den Gesundheitsbürger, der nicht nur sein finanzielles und berufliches Wohlergehen, sondern auch seine Gesundheit selbst in die Hand nimmt. Nebenwirkung dieser »Duty to be well«, der Pflicht zur Gesundheit, ist die prompte Selbst- und Fremdbezichtigung von Menschen, die krank werden, als Opfer ihrer selbst oder ihres falsch gelebten Lebens. Denn wer etwas dafür kann, dass er gesund bleibt, ist selbst schuld, wenn er krank wird – so die Scheinlogik des Vorsorge-Imperativs.

Wer klar ja zur Vorsorge sagt, muss Entscheidungen treffen und zuvor bewusst ausblenden, dass ein leichter Zugewinn in der Lebenserwartung – wie im Fall von Brustkrebs – eben auch damit einhergehen kann, dass die Jahre zuvor von der ersten Diagnose an mit invasiven Untersuchungen, Sorgen und bangem Hoffen belastet sind.

Die Früherkennung von Krebs hat viele Aspekte. In den Fachartikeln geht es meist allein um Überlebensraten, ausgedrückt in Monaten und Jahren – das ist der rein statistische Aspekt. Mindestens so wichtig für Patienten ist es hingegen, die optimale Therapie mit möglichst wenig Leiden zu erhalten, beschwerdefrei zu sein, das Recht auf Wissen wie auf Nichtwissen zu haben, die Freiheit von Angst, Sorgen und Ungewissheit genießen zu können. Viele Ärzte schlagen ja weitere Untersuchungen vor, wenn sie unsicher sind, und sagen dann gerne: »Um ganz sicherzugehen.«

Es gilt, die fragile Balance von Zufriedenheit und Gesundheit abzuwägen, denn Gesundheit ist – wie Glück – ein Zustand, in dem man vergisst, dass man gesund ist. Als

»Schweigen der Organe« hat es ein französischer Chirurg einmal bezeichnet. Die allgegenwärtigen Vorsorgedoktrinen verhindern diesen Zustand der ebenso gesunden wie glücklichen Selbstvergessenheit. Durch sie werden Gesunde flächendeckend krank gemacht und krank geredet – und das ist einer der erheblichsten Einschnitte in die Lebensqualität, die man sich vorstellen kann.

Die Krise der Medizin

Warum Ärzte klagen, weshalb immer mehr Kranke und Gesunde mit der Heilkunde unzufrieden sind, obwohl sie ihren Zuständigkeitsbereich ausgeweitet hat, und wie dringend nötig mehr Transparenz in der Medizin wäre

Der Medizin in Deutschland scheint es nicht gut zu gehen: Patienten murren, Ärzte streiken, Politiker und Klinikmanager beklagen steigende Kosten. Von allen Seiten wird die kränkelnde Heilkunde bedrängt: Ökonomen fordern, ärztliche Leistungen stärker auf Wirtschaftlichkeit auszurichten. Vertreter einer evidenzbasierten Medizin mahnen wissenschaftliche Belege für die Wirksamkeit von Diagnostik und Therapie an, um die Patientenversorgung zu verbessern. Psychosomatiker bemängeln, dass die Medizin das seelische Erleben der Kranken zu wenig berücksichtigt. Und die Patienten selbst? Sie sehen sich verstärkt nach anderen Heilern um.

Das irritiert Ärzte und andere Beschäftigte im Gesundheitswesen. In Enquete-Kommissionen, Ethikgremien oder evangelischen Akademien versuchen sie mit Beistand von

Wissenschaftlern die Wechselfälle der Medizin zu erfassen. Im Ringen um die besten Konzepte zeigt sich, dass die Medizin keiner einheitlichen Theorie mehr folgt, sondern vielstimmigen Einzelinteressen. Einigkeit besteht nicht einmal mehr über die Symptome.

Die Ärzte klagen und beschimpfen rituell die Gesundheitsminister. Rituell werden bessere politische und finanzielle Rahmenbedingungen für die Heilkunde angemahnt. In vielem haben die Mediziner recht: Es stimmt schon, dass die Arbeitsbelastung und der bürokratische Aufwand in den vergangenen Jahren unverhältnismäßig gestiegen sind. Gleichzeitig fehlen Medizinern heute die Karriereanreize, weil sie zu wenig gefördert, zu schlecht bezahlt und im Alltag verschlissen werden. In Umfragen geben ein Viertel bis ein Drittel der Ärzte an, dass sie einen anderen Beruf wählen würden, wenn sie die Möglichkeit dazu hätten. Das ist kein gutes Attest für einen so angesehenen Stand. Der Club med. hat viel von seiner einstigen Attraktivität eingebüßt.

Es gibt auch Gründe, sich über die Ärzte zu beklagen. Sie leiden zwar unter immer schlechteren Berufsbedingungen, sie tragen aber auch einen gehörigen Teil Schuld an der ungünstigen Prognose, die man der Medizin in Deutschland gegenwärtig stellen muss. Da ist zum einen die Nachlässigkeit in der Patientenversorgung. Nicht, dass der einzelne Arzt den Kranken zu wenig Zeit und Aufmerksamkeit widmet – das gibt es auch, ist hier aber nicht gemeint.

Vielmehr hinkt Deutschland bei der optimalen Behandlung von Kranken internationalen Standards hinterher. Mit bestimmten Erkrankungen überleben Patienten in den USA, Kanada oder Australien besser und länger als in Deutschland.

Weil die Therapie dort rascher den neuesten Erkenntnissen angepasst wird. Weil die Aus- und Weiterbildung der Ärzte dort besser geregelt und kontrolliert wird. Und weil dort darauf geachtet wird, dass nur diejenigen Mediziner komplexe Erkrankungen erkennen und behandeln dürfen, die auch die nötige Erfahrung und Expertise nachweisen können.

In Deutschland herrscht hingegen Wildwuchs. Als »Krankenhauslotterie« hat der Gesundheitsexperte Peter Sawicki das groteske Leistungsgefälle zwischen den Kliniken hierzulande bezeichnet. Wo eine Patientin landet und wie sie dort behandelt wird, ist Glückssache. Bei Eierstockkrebs beispielsweise sind die Überlebenschancen sehr unterschiedlich. Sie hängen nicht nur von der Art und Größe des Tumors ab, sondern erheblich auch vom Geschick des Operateurs. In Deutschland achtet niemand darauf, ob der Chirurg den Eingriff zehnmal im Jahr vornimmt oder hundertmal. Dabei gilt in diesem Fall wie so oft in der Medizin: Übung macht den Meister.

Das Gleiche gilt für den Gelenkersatz. Ob nach sechs von hundert oder nach dreißig von hundert Operationen das neu eingesetzte Gelenk zwischen Hüftpfanne und Oberschenkelknochen schlottert – für die Patienten ist vorher nicht zu durchschauen, ob sie an einen Künstler oder an einen Stümper geraten. Auch bei der Versorgung von Zuckerkranken liegt viel im Argen. Die Häufigkeit von Unterzuckerung schwankt bundesweit erheblich – je nach der Qualität der Betreuung.

Über diese Mängel und die fehlende Transparenz im Gesundheitswesen sollten Ärzte verstärkt diskutieren, anstatt sich nur über die Politik zu beklagen. In vielen angloamerikanischen Kliniken hängen im Eingangsbereich Statistiken über die Häufigkeit der Eingriffe – und der Komplikationen. In Deutschland hängen allenfalls die Porträts der Chefärzte in der Lobby.

Die Medizin begegnet den Patientenbedürfnissen hierzulande selten angemessen. Zwar werden in Kliniken Qualitätsmanager eingestellt, die jede Zertifizierung nach einer Iso-Norm feiern. Doch für Patienten ist es nicht so wichtig, ob im Krankenhaus die Pförtner geschult wurden oder die Mülltrennung funktioniert. Sie wollen wissen: Wie oft kam es in dieser oder jener Abteilung nach Operationen zu Blutungen oder Infektionen, wie oft zu unerwünschten medikamentösen Nebenwirkungen? Wie hoch ist die Rate der Kaiserschnitte, wie die Heilungsquote nach Lungenentzündung?

All dies erfährt man in deutschen Krankenhäusern nicht. Dabei werden auch in Deutschland Daten zu Komplikationen und Kunstfehlern gesammelt. Aber sie bleiben den Kliniken vorbehalten. Es werden auch Patientenstudien begonnen. Doch nur selten erreichen sie internationales Niveau und tragen zur Verbesserung von Diagnostik und Therapie bei.

In Deutschland gibt es etliche medizinische Leitlinien. Doch zumeist entstammen sie einem Altmännergremium von Chefärzten. In diesen Runden werden oftmals nicht die besten wissenschaftlichen Erkenntnisse zur Grundlage ärztlichen Handelns gemacht, sondern Traditionen und Vorurteile. Auch reden Mediziner in Deutschland neuerdings über eigene Fehler. Aber sie tun es zaghaft, wähnen sich schnell in der Rolle des Nestbeschmutzers und wollen dann alles nicht so gemeint haben.

Noch haben die Ärzte zu wenig verstanden, dass Diskussionen über Defizite in der Versorgung helfen, verlorengegangenes Vertrauen der Patienten zurückzugewinnen. Transparenz kann in ökonomisch rauhen Zeiten sogar zum Wettbewerbsvorteil werden.

Die Last des Leidens
Warum die Deutschen besonders wehleidig sind, wie viele Menschen sich »alternativen« Heilverfahren zuwenden und welcher Beruf noch immer das höchste Ansehen genießt

Niemand leidet so sehr wie die Deutschen. Wie erwähnt, zeigte ein Vergleich von sechs Ländern 2005, dass Deutsche mit ihrem Gesundheitswesen weit unzufriedener sind als Amerikaner, Kanadier, Briten, Australier und Neuseeländer. Unter 4000 hierzulande für die Studie interviewten Erwachsenen, von denen 1500 krank waren und ausführlicher befragt wurden, meinten 31 Prozent, das Gesundheitswesen sei so schlecht, dass es »von Grund auf verändert werden müsse«. Mit dem reflexhaft gescholtenen Gesundheitssystem Großbritanniens sind nur 14 Prozent der Briten unzufrieden.

Auch den eigenen Gesundheitszustand schätzt niemand miserabler ein als die Deutschen. Das Geburtsland der Empfindsamkeit schafft es auch in dieser Kategorie auf den Spitzenplatz: 58 Prozent der Befragten stufen das eigene Befinden als »schlecht« oder »weniger gut« ein. In Kanada und Neuseeland sind es weit unter 50 Prozent. Dazu passend bewerteten nur 11 Prozent der Deutschen ihre Gesundheit als »exzellent« oder »sehr gut«. In den anderen Ländern geben hingegen zwischen 19 und 37 Prozent der Befragten an, dass sie sich ausgezeichnet fühlen.

Doch wenn sich die Deutschen schlecht fühlen, verschafft ihnen der Arztbesuch nicht immer Erleichterung. Die Klagen über ignorante Mediziner sind Legion. Das hat Folgen: Kranke Menschen wenden sich vermeintlich »sanften« Heilangeboten zu und von der als »Schulmedizin« denunzierten Heilkunde ab. Je nach Umfrage sympathisieren in Deutschland 50 bis 80 Prozent der Bevölkerung mit »alternativen« Behandlungsverfahren – was immer man darunter verstehen mag.

Und die Ärzte? Hierzulande lindern, heilen und helfen sie zwar in der beruhigenden Gewissheit, dass ihre Profession unbeirrt – und seit mehr als fünf Jahrzehnten – das höchste Sozialprestige aller Berufe genießt, wie Umfragen der Allensbacher Demoskopen jährlich zeigen. Doch die Kritik wächst.

Das mechanistische Weltbild
Was das Menschenbild der Medizin mit einer automatischen Ente zu tun hat, die Verdauung simulieren konnte und warum Schneewittchen früher nicht in einem Glassarg lag

In den Praxen der Mediziner hierzulande geht ein seltsames Leiden um: Fast die Hälfte aller Patienten hat »funktionelle Beschwerden«. Darunter werden Beschwerden verstanden, bei denen nichts Krankhaftes festgestellt wird. Am häufigsten betroffen sind Magen und Darm, Herz und Kreislauf sowie der Rücken. Der Umgang damit ist schwierig. Bekommen Patienten zu hören, sie hätten nichts, sind sie enttäuscht.

200

Wird ihnen gesagt, sie hätten etwas, sind sie auch enttäuscht.

Von diesem Dilemma profitiert eine Befindlichkeitsindustrie: Kranke und solche, die sich dafür halten, kämpfen um die Anerkennung ihres Leidens, gründen Selbsthilfegruppen. An ihrer Krankheitsüberzeugung halten sie unbeirrt fest. Dabei hilft der Kult um die Laborwerte, die von Ärzten wie Patienten als moderner Fetisch entdeckt wurden. Nichts ist schlimmer, als die Schwere oder Ernsthaftigkeit der Beschwerden in Frage zu stellen.

Eine Ursache für die unklaren Leiden vieler Menschen, die sich an jeden Befund klammern, ist das in der Medizin dominante naturwissenschaftlich-positivistische Denkmodell. Grundlage dafür ist die logisch-rationale Philosophie von René Descartes und das zumindest in seiner Titelgebung *(Der Mensch eine Maschine)* einflussreiche Buch von Julien Offray de La Mettrie aus dem Jahr 1748. Die Begeisterung für das Maschinenmodell war groß: Der französische Ingenieur Jacques de Vaucanson hatte schon 1737 einen mechanischen Flötenspieler entwickelt, der zwölf Melodien beherrschte. Bald darauf entwickelte Vaucanson eine automatische Ente aus vierhundert Einzelteilen, die flattern, schnattern und den Anschein von Verdauung erwecken konnte.

Der »Schachtürke«, den der österreichische Mechaniker Wolfgang von Kempelen 1769 konstruiert hatte, war allerdings Betrug: In der Maschine saß ein Mensch und zog die Figuren. Noch heute ist das mechanistische Denken offensichtlich in den Zuschreibungen vom Herz als Pumpe, von Mitochondrien als Kraftwerken der Zelle oder dem Immunsystem als Kampfplatz, wo Abwehrzellen Angreifer in die Flucht zu schlagen versuchen.

Für die Verfestigung des naturwissenschaftlichen Denkens in der Medizin war Rudolf Virchow grundlegend. »Rücken wir bis an die letzten Grenzen vor, an denen es noch Elemente mit dem Charakter der Totalität oder wenn man will, der Einheit gibt, so bleiben wir bei den Zellen stehen«, schrieb er in der *Begründung der Zellularpathologie* 1855. »Ich kann nicht anders sagen, als dass sie die vitalen Elemente sind, aus denen sich die Gewebe, die Organe, die Systeme, das ganze Individuum zusammensetzen.« Das Konzept der Zellularpathologie sah die Zelle als kleinste selbständige Einheit des gesunden und kranken Lebens an.

Damit verabschiedete sie endgültig die »romantische« Medizin, die Störungen im Gleichgewicht der Säfte und Elemente als Krankheitsursachen ausmachte und Ratschläge zur gemäßigten Lebensführung (»Diätetik«) als Behandlungsgrundlage neben Aderlass und Schröpfen ansah. Der ärztliche Blick wandelte sich. Er konzentrierte sich auf wissenschaftlich messbare Vorgänge und nicht mehr auf die ebenso diffusen wie unkontrollierbaren Umstände, die den Alltag des Patienten bestimmten.

Damit einher ging der Siegeszug von Pathologie und Anatomie zu Beginn des 19. Jahrhunderts: »Öffnen Sie einige Leichen, alsbald werden Sie die Dunkelheit schwinden sehen«, war das prägende Motto des französischen Anatomen Xavier Bichat, der bis zu seinem Tod 1802 mehr als sechshundert Sektionen vorgenommen haben soll. Da das Interesse am toten Körper und seinen Veränderungen seit 1800 stetig wuchs, für die Lebenden aber noch keine Konsequenzen hatte, wird diese Zeit medizingeschichtlich als »therapeutischer Nihilismus« bezeichnet.

Der Germanist und frühere DFG-Präsident Wolfgang Frühwald hat gezeigt, dass sich im Märchen von Schneewittchen erst seit 1812 das Motiv des Glassargs findet. In ihm kann das (scheintote?) Mädchen beobachtet werden. In früheren Fassungen der Gebrüder Grimm wird Schneewittchen von den sieben Zwergen in einen silbernen Sarg gelegt oder in ein Tuch gewickelt. Der Wandel vom Leichnam, der dem Blick entzogen wird, hin zur Leiche im Glassarg spiegelt den Wandel der Medizin zur alles durchdringenden und sichtbar machenden Wissenschaft wider.

Um 1870 begann der Triumph der Bakteriologie, die in kurzer Zeit den Stellenwert einnahm, den heute die Molekularbiologie innehat. Mit der Entdeckung und Beschreibung von Keimen gelang es, eine eindeutige Krankheitsursache zu identifizieren. Nicht mehr schlechte Luft, diffus ungesunde Umstände oder allgemeine Erschöpfung hatten Patienten aufs Lager geworfen. Die Keime waren es. Diese Reduktion auf einen schädlichen Auslöser trug auch dazu bei, wenig später Sigmund Freuds Theorien zu popularisieren. Schließlich führte der Wiener Nervenarzt alle Neurosen auf eine Störung der Sexualfunktion zurück.

Als »Konstruktion einer notwendigen Krankheitsursache« hat der in Montreal lehrende Medizinhistoriker Thomas Schlich diesen geschichtlich belegten Drang der Medizin bezeichnet, für jedes Leiden und jede Befindlichkeitsstörung einen Grund zu suchen, der zumeist einem mechanistischen Ursache-Wirkungs-Schema entsprechen sollte. Diese Suche hält bis heute an und ist jederzeit zu beobachten, wenn Pati-

enten aus ihrer Krankenakte plaudern und erhöhte Blut-
werte, abgenutzte Gelenke oder ominöse Tumormarker für
ihre Gebrechen verantwortlich machen. Ebenso deutlich
wird sie auch, wenn »rein organmedizinisch« ausgebildete
und orientierte Ärzte Patienten begegnen, die Beschwerden
ohne körperlichen Befund aufweisen.

Die Medikalisierung des Alltags
*Wie Ärzte Gesunde zu Patienten stempeln, warum eigentlich
alle Erwachsenen Tabletten nehmen müssten und weshalb es in
manchen Ländern nur noch Kranke geben dürfte – oder Menschen,
die in Krankenhäusern arbeiten*

Wer gesund ist, wurde nur nicht ausreichend untersucht.
Diesen in Medizinerkreisen kursierenden Spruch scheinen
Europas Kardiologen beherzigt zu haben, als sie in den vergangenen Jahren ihre Leitlinien zur Vorbeugung von Herz-
Kreislauf-Leiden entwickelten. Die Allgemeinmediziner Stei-
nar Westin aus Norwegen und Iona Heath aus Großbritannien
warfen der Europäischen Gesellschaft für Kardiologie im
Sommer 2005 vor, durch ihre Empfehlungen die meisten Erwachsenen zu Patienten zu machen. Im Fachblatt *British Medical Journal* formulierten sie ihre massive Kritik: Die stetig
abgesenkten Grenzwerte für Blutdruck und Cholesterin pa-
thologisierten den Durchschnitt der Bevölkerung.

In der Tat haben Untersuchungen an mehr als 60 000 Nor-
wegern ergeben, dass es kaum noch Gesunde gibt, folgt man
Europas Herzexperten: Diese empfehlen Grenzwerte beim
Blutdruck von 140 zu 90 und beim Cholesterin von 193 Mil-

ligramm pro Deziliter Blut. Unter diesen Werten bleibt aber höchstens ein Viertel aller Erwachsenen.

Nach den Erkenntnissen der Europäischen Kardiologen ist die Gesundheit der Europäer bedroht. Mehr als 90 Prozent der Fünfzigjährigen hätten demnach ein erhöhtes Risiko, frühzeitig Herzinfarkt oder Schlaganfall zu erleiden. Umgerechnet auf alle Erwachsenen wären es 76 Prozent. Die Gefährdung beginnt demnach schon in sehr jungen Jahren: Bereits die Hälfte der Vierundzwanzigjährigen hätte ein erhöhtes Herz-Kreislauf-Risiko zu tragen. Durch ihre strengen Kriterien, so Westin und Heath, stempelten Ärzte Gesunde zu Patienten.

»Es ist wichtig, das Gesamtrisiko abzuschätzen«, sagt der Kardiologe Helmut Gohlke, Sprecher der Projektgruppe Prävention der Deutschen Gesellschaft für Kardiologie. Er hält die norwegisch-britische Kritik für überzogen. »Einzelne Werte wie der Blutdruck oder die Cholesterinkonzentration geben die Gefährdung nur unvollständig wieder.« Deutsche Herzspezialisten setzten deshalb darauf, neben Blutfetten und Blutdruck auch andere Faktoren wie Gewicht, Lebensführung, Rauchen und Zusatzerkrankungen wie Diabetes einzubeziehen, wenn sie über eine Therapie entschieden.

Heath und Westin diagnostizierten schwerwiegende Folgen der flächendeckenden Krankmacherei, denn es fehlten Geld und Zeit für diejenigen, die wirklich krank seien: »Kein noch so reiches Land kann es sich leisten, immer größere Teile der Bevölkerung zu behandeln.« Das sei nicht der einzige Grund, der dagegen spreche, Erwachsenen einzureden, sie hätten ein großes Risiko für Herzinfarkt und Schlaganfall: Der Nutzen einer Therapie ist bei niedrigen Werten geringer, die Nebenwirkungen hingegen bleiben. »Es gibt sogar Hinweise darauf, dass die Versorgung durch immer niedrigere Grenzwerte schlechter wird«, sagt der Kölner Gesundheitsexperte Peter Sawicki. »Patienten werden demotiviert, weil sie die irrealen Zielvorgaben nicht erreichen können.«

Zudem gibt es kaum Erkenntnisse darüber, wie sich die Senkung von Blutdruck und Cholesterin über Jahrzehnte auswirkt – weder im Hinblick auf die Wirksamkeit noch auf die Nebenwirkungen. Umstritten sind auch die Folgen fürs Gemüt: »Was bedeutet es psychologisch, wenn man das Etikett ›erhöhtes Risiko‹ verpasst bekommt?«, fragen Westin und Heath.

Die Pathologisierung der Lebensläufe unter dem Diktat der Normalität hat erhebliche Ausmaße angenommen: Mehr als die Hälfte aller Schwangerschaften gilt als Risikoschwangerschaften, neu im Angebot sind auch die Diagnosen Schreikind, Wechseljahre für den Mann, Glatzenbildung bei der Frau. Zudem tragen alle Menschen genetische Risiken als biologische Zeitbomben mit sich, und der körperliche Verfall, so suggerieren Anti-Aging-Propheten, schreitet ständig fort. Ein weites Feld für Heilkundige wie Scharlatane aller Art.

Immer häufiger ist nicht mehr nur von möglichen Komplikationen einer Erkrankung die Rede, sondern auch von Risiken der Prävention, Diagnostik oder Therapie. Die Medizin schafft sich damit einen Teil ihres Bedarfs selbst: Unter den Schlagwörtern »Screening« und »Risikominimierung« werden Gesunde vorbeugend untersucht und behandelt. Schon jetzt gibt es in Arztpraxen immer mehr Gesunde mit

Befunden, die keine Bedeutung haben, und immer mehr Kranke ohne Befund.

Teil dieser Entwicklung ist auch eine veränderte Einschätzung des Alters. Nachlassende Leistungsfähigkeit wird nicht als normal angesehen, sondern als »krankhafte« Schwäche, die repariert werden müsse. Ärzte vertrauen kaum noch auf Spontanheilungen und Verläufe, bei denen es auch durch Abwarten zur Gesundung kommt. Wann hat man zuletzt den Begriff Altersschwäche gehört oder gelesen?

Mediziner pathologisieren das bisher Normale und katalogisieren es in wichtig klingenden Diagnosen: Burn-out, Restless-Legs-Syndrom, Multiple Persönlichkeit, Sick-Building-Syndrom, Cellulite – Dutzende Beispiele ließen sich finden. Schon finden Kongresse statt, Experten ernennen sich selbst, Pharmafirmen stellen Mittel dafür oder dagegen her. Ein Leiden macht Karriere. Von diesem Zeitpunkt an entwickeln Diagnosen eine Eigendynamik, gegen die kein Kraut gewachsen ist.

Noch immer unterliegen viele Mediziner dem »Zwang zur Diagnose«, wie es der Philosoph Wolfgang Wieland nannte, und machen weder sich noch ihren Patienten klar, dass diese Untersuchung oder jener Befund keine Konsequenzen hat. Die Selbstwahrnehmung als gesund verflüchtigt sich unter dem Diktat von Risikoabwägungen: Dann gibt es tatsächlich kaum noch Gesunde – nur Menschen, die nicht gründlich genug untersucht worden sind.

Eine Untersuchung im Fachmagazin *Lancet* erbrachte das paradoxe Ergebnis, dass sich Menschen in den USA weniger gesund fühlen als Bewohner des indischen Bundesstaats Bihar, obwohl Amerikaner ein Vielfaches für ihre Gesundheit aufwenden und eine weit höhere Lebenserwartung haben. In Deutschland werden zwischen 10 und 11 Prozent des Bruttosozialprodukts für Gesundheit ausgegeben, doch das Land steht weder bei einschlägigen Gesundheitsparametern noch bei der Lebenserwartung auf den vorderen Plätzen. Nur in den USA und der Schweiz wird prozentual ähnlich viel Geld im Gesundheitswesen verbraucht.

Das Geld wird in den meisten Staaten aber nicht für die Gesundheit, sondern zur Behandlung von Krankheiten verwendet. Maßnahmen zur Gesunderhaltung werden kaum unterstützt, 95 Prozent der Ausgaben fließen in die Diagnose und Therapie von bereits eingetretenen Krankheiten.

Uwe Reinhardt, ein origineller amerikanischer Ökonom, warnte bereits vor Jahren vor den Folgen, sollten die Gesundheitssysteme in ähnlicher Form weiter expandieren und sich an den Inhalten der Medizin nichts ändern. Die USA würden von Küste zu Küste zu einem riesigen Krankenhaus werden – in dem jeder Bewohner entweder arbeite oder als Patient aufgenommen werde oder beides. Es ist anzunehmen, dass diese Prognose nicht nur auf die USA zutrifft.

Die Pille für jede Gelegenheit

Warum es immer mehr Medikamente rezeptfrei gibt, welche unklaren Nebenwirkungen damit auf die Käufer zukommen können und weshalb kleine Sünden demnächst mit einer Tablette kaschiert werden

Schön wäre es ja. Die Pille danach, davor und dazwischen. Das Medikament für alle Lebenslagen. Sorgenfrei rauchen, schlemmen und saufen – schließlich gibt es Hilfe aus der Apotheke. Die Briten scheinen der Vision vom Überfluss ohne Reue schon vor Jahren ein Stück näher gekommen zu sein. Denn zum 1. Juli 2004 wurde in Großbritannien der Cholesterinsenker Simvastatin aus der Verschreibungspflicht genommen. Die 10-mg-Dosis des Mittels, das in Deutschland als »Zocor«, »Denan« oder »Simvahexal« vertrieben wird, können die Briten seither wie Aspirin rezeptfrei in der Apotheke kaufen. Hauptzielgruppe sind alle Männer ab fünfundfünfzig, Raucher sogar schon ab fünfundvierzig; rauchende Frauen gehören ab fünfundfünfzig zur Klientel.

Dies war der vorläufige Höhepunkt in der Karriere der Cholesterinsenker, die durch den Lipobay-Skandal 2001 nur kurz unterbrochen wurde. Die Statine, wie die Lipidsenker auch genannt werden, gehören längst zu den kommerziell erfolgreichsten Medikamenten der Pharmageschichte. Allein in Deutschland haben Kassenärzte nach Angaben des *Arzneiverordnungs-Reports 2007* Statine im Wert von fast 800 Millionen Euro verschrieben. Weltweit brachten die Präparate 2006 mehr als 18 Milliarden Euro in die Kassen.

Ihren Erfolg verdanken die Statine einer besonderen Wirkung: Sie können bei besonders gefährdeten Patienten einem Infarkt vorbeugen. 1994 hat Simvastatin als erster der sieben Wirkstoffe auf dem deutschen Markt in einer Studie belegt, dass es bei Überlebenden eines Herzinfarkts nicht nur das Cholesterin senkt, sondern auch neuen Infarkten vorbeugt. Für Ärztegremien ist ein überstandener Infarkt seitdem eine klare Indikation: Jeder Patient sollte dauerhaft Statine nehmen, sofern es keine Gegenargumente gibt. Im Jahr 2006 wurden laut *Arzneiverordnungs-Report* 1,912 Milliarden Tagesdosen der verschiedenen Statinvarianten verschrieben – ausreichend für die Therapie von mehr als 4 Millionen Patienten. Dem stehen nach Schätzungen in Deutschland 1,5 Millionen Überlebende eines Infarkts gegenüber. Es werden also deutlich mehr Mittel verschrieben, als nötig wären, um alle diese Patienten zu behandeln.

Statine sind auf dem besten Weg, zu Alltagsmedikamenten zu werden. Beschleunigt würde der Trend noch, wenn sich die Spekulationen bestätigen, dass Statine auch gegen viele andere Krankheiten helfen: Knochenschwund, Alzheimer, Multiple Sklerose und Rheumatoide Arthritis etwa. Selbst für die Krebstherapie werden die vermeintlichen Alleskönner von Forschern vorgeschlagen.

Aus der Luft gegriffen sind die vielfältigen Wirkungen der Statine nicht. Die Medikamente wirken zwar hauptsächlich in der Leber. Dort drosseln sie die Herstellung eines Vorläuferstoffs des Cholesterins so stark, dass das Organ seinen Cholesterinbedarf verstärkt aus dem Blut deckt, wodurch dort die Werte sinken. Doch ein Teil der Dosis gelangt auch in den übrigen Körper und wirkt dort offenbar entzündungshemmend.

Wegen ihrer Wirkung aufs Immunsystem gelten Statine auch als mögliche Therapie für Multiple Sklerose (MS). Doch die Beweise dafür, dass Fettsenker die chronische Zerstörung der Nervenhüllen beenden oder verzögern, sind dürftig. »Das meiste, was wir wissen, stammt aus Tierversuchen«, sagt Reinhard Hohlfeld, Neuroimmunologe an der Ludwig-Maximilians-Universität München. Studien mit Menschen seien bisher unzureichend und lieferten nur vorläufige Ergebnisse. Zudem weiß man nicht, welche Wirkungen und Nebenwirkungen Statine haben, wenn sie mit anderen Mitteln zur MS-Therapie genommen werden. »Ich kann von Statinen bei Multipler Sklerose nur abraten«, so Hohlfelds Fazit.

Trotzdem gibt es etliche Patienten, die entgegen aller Warnungen Statine einnehmen. Sie wollen nicht warten, bis alle wissenschaftlichen Bedenken ausgeräumt sind. »Ich hoffe nur, dass dabei nichts passiert«, sagt Hohlfeld.

Denn der Glaube an die Lipidsenker wird nicht von allen geteilt. »Die Wirkungsweise der Statine wird massiv überschätzt«, sagt Peter Sawicki, Leiter des Instituts für Qualität und Wirtschaftlichkeit im Gesundheitswesen in Köln. Bislang lohnt sich der Einsatz nur bei Herzkranken oder bei Patienten mit spürbaren Warnsignalen für einen Herzinfarkt. Beim durchschnittlich Gesunden ist der Nutzen der Statine vergleichsweise gering.

Trotzdem werden immer mehr Menschen zu »Risikopatienten« erklärt, die angeblich die Medikamente brauchen. In den US-Leitlinien wurde die Zahl der Kandidaten für eine Statintherapie verdreifacht, übertragen auf Deutschland wäre das ein Drittel der Erwachsenen. »Der Wunsch der Menschen nach ewiger Gesundheit überschneidet sich mit den Allmachtsphantasien der Ärzte und den Verkaufsinteressen der Pharmaindustrie«, so Sawicki. Aber noch sei unbewiesen, ob der Nutzen der Vorbeugung den Schaden möglicher Nebenwirkungen in der Allgemeinbevölkerung übersteige. Ob ein fünfundfünfzigjähriger Durchschnittsbrite etwas davon hat, wenn er täglich einen Euro für Fettsenker ausgibt, ist zweifelhaft. »Es ist ein riskanter Trugschluss zu sagen: Nimm das und du bist auf der sicheren Seite«, sagt Sawicki.

Für die Fachzeitschrift *Lancet* ist der freie Verkauf des Statins ein »schlechter Dienst an der öffentlichen Gesundheit«. Die Engländer würden so zu »Versuchskaninchen eines Experiments im großen Stil«, schrieb ein Kommentator. Selbst in den cholesterinbesessenen USA hatte die Arzneimittelbehörde FDA im Jahr 2000 zwei entsprechende Anträge abgelehnt, weil die Firmen keine Belege vorlegen konnten, dass die Freigabe der Statine die Menschen gesünder macht.

Dies hält andere Forscher aber nicht davon ab, die Idee einer »Polypill« zu verfolgen – eines Medikaments, das Blutdruckmittel, Fettsenker und Schmerzmittel in einer Tablette kombiniert. Dieses von Medizinern aus London schon 2003 vorgeschlagene Lifestyle-Mittel für alle Lebenslagen stieß jedoch auch unter Ärzten auf massive Kritik – was einen anderen Mediziner 2006 nicht davon abhielt, eine ähnliche Rundum-Sorglos-Arznei für Diabetiker zu fordern.

Wie sicher Simvastatin im Freilandversuch der Briten ist, lässt sich bis heute kaum klären – es gibt noch keine entsprechenden Untersuchungen, und diese wären auch schwer umzusetzen, da der Verkauf unkontrolliert erfolgt. Mit 10 Milligramm ist die Dosis relativ niedrig, Berichte über für Statine typische Leber- und Muskelschäden sind bisher selten. Aber das Risiko steigt, wenn Statine mit anderen Mitteln kombiniert werden – wegen solcher Wechselwirkungen war das als »Lipobay« bekannt gewordene Cerivastatin nach Todesfällen zurückgezogen worden.

»Es ist erstaunlich«, sagt Sawicki: »Ein Statin wird wegen tödlicher Nebenwirkungen vom Markt genommen, das andere gibt es jetzt beim Discounter.« Der deutsche Simvastatin-Hersteller MSD betrachtete die Freigabe mit Spannung.

Es gebe keine Pläne, sie auch auf Deutschland auszuweiten, sagt ein Sprecher. In England steht der frühere MSD-Partner Johnson & Johnson hinter der Freigabe: Die Preise von Simvastatin sind seit Ablauf des Patents eingebrochen, so dass die Aussicht, in England acht Millionen neue Kunden zu gewinnen, Aktionäre freuen dürfte. Offenbar hofft auch die britische Regierung, dass sie einen Teil der bisherigen Ausgaben für Statine sparen und so das nationale Gesundheitssystem entlasten kann.

Doch die Hoffnung, dass der freie Verkauf Kosten spart, scheint recht naiv. »Werden die, die Simvastatin kaufen, auch aufhören zu rauchen, abnehmen, sich mehr bewegen, oder werden sie Änderungen ihres Lebensstils durch ein Medikament ersetzen?«, fragt *The Lancet*. Die Autoversicherer haben bei Einführung des Anti-Blockier-Systems einiges über menschliches Risikoverhalten lernen müssen: Fahrer mit dem neuen Bremssystem hatten genauso viele Unfälle, weil sie im Vertrauen auf die Schutzwirkung riskanter gefahren sind. Ähnliche Folgen könnte die Freigabe der Statine haben: Das Statin zur Zigarette klingt wie die perfekte Ausrede, noch mehr zu rauchen. Das steigert zwar die Umsätze – für Statine und für Zigaretten. Doch die Menschen werden dadurch nicht gesünder.

Die Vernachlässigung der Menschlichkeit
Weshalb Ärzte ein Philosophikum bräuchten, warum die Welt-
gesundheitsorganisation (WHO) manchmal Luftblasen produziert
und wieso Menschen keine Maschinen sind, die aus lauter
Teilmaschinchen bestehen

»Mediziner brauchen nicht nur ein Physikum, sondern auch ein Philosophikum«, sagte Thure von Uexküll, der 2004 gestorbene Nestor der Psychosomatik in Deutschland, wenige Monate vor seinem Tod in einem Gespräch in seinem Freiburger Haus. Der fast Sechsundneunzigjährige beklagte seinerzeit den gravierenden Theoriemangel der Medizin. Neben der Theorie fehlt auch die richtige Reihenfolge der Erfahrung. Denn der erste Patient, den angehende Mediziner im Studium sehen, ist eine Leiche. Anatomie, Physiologie und Biochemie wecken zwar Verständnis für mechanische Abläufe im Körper, aber kaum Einfühlungsvermögen in Leid, Angst und Schmerz. Nur zögerlich entwickeln Medizinfakultäten praxisorientiertere Studienpläne und klinische Kurse, die sich nach den Beschwerden der Patienten richten und nicht nach den Grenzen der medizinischen Spezialfächer.

Goethe lässt Mephistopheles im *Faust* sagen: »Der Geist der Medizin ist leicht zu fassen; / Ihr durchstudiert die groß' und kleine Welt, / Um es am Ende gehn zu lassen, / Wie's Gott gefällt.« Diese schicksalsergebene Wurstigkeit ist zwar immer noch vielen Ärzten eigen. Doch gleichzeitig fordern Patienten heute mehr denn je: Mitsprache, Aufklärung – und manchmal eine zweite Meinung, bevor sie die erste gehört haben.

Die Medizin wäre eine schöne Disziplin, wenn es die Patienten nicht gäbe, denkt da mancher Arzt. Der auf den ersten Blick zynische Stoßseufzer deutet aber auch an, warum die Medizin nie reine Naturwissenschaft sein kann. Denn obwohl sie sich biologischer, chemischer und physikalischer Verfahren bedient, bleibt die Heilkunde immer auch Erfahrungslehre. Der Patient verhindert, dass die Medizin zur Naturwissenschaft verkommt – er ist, methodisch gesehen, der größte Störfaktor. Menschliche Unterschiede und Eigenheiten machen es Ärzten unmöglich, exakt vorherzusagen, wie schwer ein Patient an einer Krankheit leiden wird, wie er auf die Therapie anspricht und – in Ärztewitzen beliebt – wie lange er noch zu leben hat. Leider verhalten sich manche Mediziner so, als ob die Patienten nicht nur methodisch stören können, sondern auch im ärztlichen Alltag vor allem lästig sind.

Dabei müssen Mediziner heute erkennen, wo sie Patienten »abholen« können, das heißt ob Kranke eine naturwissenschaftliche Erklärung ihrer Leiden, eine psychische Deutung oder ein anderes Bezugssystem bevorzugen. Ob sie an Schicksal oder Fremdbeeinflussung glauben. Eltern beanspruchen heute mehr Zeit denn je, um ihre Sicht des Krankheitsprozesses ihrer Kinder darzustellen. Gute Ärzte respektieren diese Bedürfnisse. Schlechte wissen alles besser.

Denn es nützt weder Patienten noch Ärzten, wenn mit wissenschaftlichen Argumenten lieb gewonnene Mythen – etwa der Entschlackung oder Vitamingläubigkeit – zerstört werden. Auch wenn es keine Entschlackung gibt, sich Blutgefäße nicht wie ein Abflussrohr durchpusten lassen, eine »Reinigung« des Darms unmöglich ist und Vitaminzusätze eher schaden als nutzen, können sich Ärzte und Patienten nur verständigen, wenn die jeweiligen Vorstellungen nicht ignoriert werden.

Da dies noch Wunschdenken ist, werden viele Leiden von der Medizin nicht genügend wahrgenommen. Der vorherrschende Gesundheitsbegriff reicht dafür nicht aus. »Er beschreibt das gute Funktionieren einer Maschine – einer sehr komplizierten Maschine, die man aber zerlegen kann in Teilmaschinchen«, sagte Thure von Uexküll 2004. »Auch die WHO-Definition von Gesundheit – das Vorhandensein von körperlichem, psychischem und sozialem Wohlbefinden – ist eine bunte Luftblase, es fehlt der Medizin eine Definition des erlebenden Körpers. Eine Definition für Seele hat sie auch nicht, wenn beides getrennt formuliert wird. Das Menschenbild der Medizin ist technokratisch. Der biotechnisch nicht fassbare Inhalt geht verloren, um den kümmern sich die meisten Mediziner nicht, da denkt man, der wäre gegeben.«

»Medizin ist auch Humanum, nicht nur Wissenschaft«, sagt der Kölner Medizinhistoriker Klaus Bergdolt. »Die Weichzeichnungen des Menschlichen« sollten über allen neuen Erkenntnissen nicht vernachlässigt werden. »Man muss das naturwissenschaftliche Paradigma menschlicher gestalten«, lautet Bergdolts Rat. Doch Heilslehren überlagern solche Empfehlungen immer wieder. Dabei sind die Visionen, die von neuen Therapiemöglichkeiten, etwa in der Molekularbiologie oder Stammzellforschung abgeleitet werden, mehr als vage.

Meist sind es Grundlagenforscher und keine praktisch tätigen Ärzte, die, von Teilerfolgen in Gentechnik oder Stammzellforschung beeindruckt, eine neue Ära der Medizin heraufbeschwören. Dies trägt nicht dazu bei, Kranke in ihrer Sicht des Leidens, der Wahrnehmung des eigenen Körpers und ihrer Leistungsfähigkeit zu bestärken. Krankheitsbewältigung muss misslingen, wenn das hohe Ziel der technokratischen Gesundung nicht mit dem Befinden übereinstimmt. Und wann tut es das schon?

Der Patient als Opfer finanzieller Interessen

Wieso die Medizin das Schicksal mancher Provinzbahnhöfe teilt,
wie Patienten von Privatkliniken angeworben werden und wo
IGeL-Leistungen nicht transparent gemacht werden

Die Medizin hat in den vergangenen Jahren die Betriebswirtschaftler und Controller entdeckt und umgekehrt. Immer mehr Krankenhausbetreiber mussten sich eingestehen, dass sie nicht effektiv gewirtschaftet haben. Die Folge ist eine massive Privatisierungswelle, die sogar vor Universitätskliniken nicht haltgemacht hat. Große Betreiber von Privatkliniken rühmen ihren besseren Service und die effektivere Arbeit. Zudem prahlen sie häufig mit attraktiverem Pflegepersonal und einem ansprechenden Ambiente ihrer Räumlichkeiten.

Das mag alles zutreffen, doch die Folgen der Privatisierung sind ähnlich wie auf manchen Teilstrecken der Bahn: Manche Orte werden einfach nicht mehr angefahren, und manche Bahnhöfe werden geschlossen und verfallen. Übersetzt in den Klinikalltag heißt das: Für manche Leiden und manche Leidenden bringen Privatkliniken nicht mehr das Geld auf – die Kranken werden in den schicken Häusern nicht mehr behandelt. Seltene Krankheiten und solche, die teuer, aber nicht lukrativ für die Betreiber sind, erscheinen dann einfach nicht mehr im Leistungsangebot der privaten Kliniken.

Die weitere Ökonomisierung der Medizin kann zwar leider wohl nicht aufgehalten werden, doch ihre Folgen für die Patienten müssen deutlich gemacht werden. Dazu gehört es, klarzumachen, dass die Privatisierung von Krankenhäusern dazu führt, dass bestimmte aufwendige und für den Träger teure Leistungen dort eben einfach nicht mehr »vorgehalten« und deshalb auch nicht mehr erbracht werden.

In der Praxis zeigt sich die Ökonomisierung am stärksten in den immer stärker wuchernden IGeL-Leistungen. Diese müssen zukünftig transparenter werden. Ärzte sollten den Nutzen dieser umstrittenen Maßnahmen nachweisen und den Patienten offenlegen. Zudem müssen sie vorher schriftliche Angebote machen und später Rechnungen stellen – das ist derzeit häufig nicht der Fall.

Um IGeL-Leistungen an die Patienten zu bringen, werden Ärzte auf ihre neuen Marketing-Aufgaben vorbereitet. Unter der Überschrift »IGeLn ist angesagt«, ermunterte die *Ärzte-Zeitung* Mediziner, offensiv für den lukrativen Zusatzverdienst zu werben: »Patienten warten darauf, etwas von ihrem Arzt empfohlen zu bekommen.« Für dieses Geschäft muss Zeit bleiben. »Zu dem Rentner, den der Arzt wöchentlich besucht, kann er auch mal die Helferin schicken«, heißt es in der Medizinerzeitschrift weiter.

Mittlerweile gibt es Zeitschriften wie *IGeL-Plus* und *IGeL-aktiv,* Bücher wie *Der große IGeL-Check.* Im Internet finden sich unter igelpraxis.de oder igelarzt.de Tipps: »Wenn Sie wissen wollen, ob sich eine beabsichtigte Investition rechnet oder nicht – hier finden Sie die Antwort.«Auf IGeL-Kongressen empfehlen Marketingtrainer Ärzten »Wege zum Erfolg außerhalb der Gesetzlichen Krankenversicherung«. Zudem werden dort »Deutschlands beste IGeL-Praxen« gekürt. Auf 30 000 bis 50 000 Euro zusätzlich werden die IGeL-Einnahmen pro Praxis jährlich geschätzt. Auf Kongressen berichten Ärzte, dass »konsequentes IGeLn« sogar 100 000 Euro einbringen könne.

Der Patient zwischen Technik und Ökonomie

Warum sich Kranke nicht verallgemeinern lassen, weshalb ein Teilleistungsexperte nicht immer der beste Arzt ist, wo Patienten das Optimum vermuten und wieso sich Gesundheit nicht einfach »herstellen« lässt

Trotz des medizinischen Fortschritts gibt es immer mehr Befindlichkeitsstörungen. Doch nicht nur das Leiden hat sich verändert, auch das Verhältnis zwischen Arzt und Patienten. Medizin ist heute mehr Dienstleistung als Betreuung. Wenn Ärzte Individuelle Gesundheitsleistungen (IGeL) verkaufen, die von Kassen nicht erstattet und von Patienten selbst bezahlt werden müssen, wird Gesundheit zur Ware, der Mediziner zum Marketender und Marketingexperten. Manch ausgebildeter Kranke sieht sich eh schon als privilegierten Kunden: Er geht nicht primär zum Hausarzt, sondern gleich zu dem, den er für den Experten hält. Die Medizin kommt diesem Bedürfnis mit ihrer Differenzierung entgegen – es gibt ja Ärzte, die können nur Ultraschall. Kürzlich wollte eine Leserin zur Behandlung ihres Bluthochdrucks einen

Arzt empfohlen bekommen, »der evidenzbasierte Medizin macht«.

Doch trotz der zunehmenden Spezialisierung bleiben die Menschen verunsichert. Ihnen fehlt etwas. Eine Ursache liegt in der Verwissenschaftlichung und Technologisierung der Medizin. Damit ist nicht die zum anti-medizinischen Klischee geronnene »Hightech-Medizin« gemeint, sondern die Forderung, dass alle Verfahren der Diagnose, Behandlung und Prognose überprüfbar sein sollen – im Labor, mit Statistiken, durch Studien. Das soll das Vertrauen in die Medizin stärken. Das Gegenteil ist der Fall. Denn um wissenschaftlich Medizin zu betreiben, muss Vergleichbarkeit gewährleistet sein. Bei dieser Standardisierung kommt das Individuelle zu kurz. Spezifische Eigenheiten der Patienten spielen kaum eine Rolle mehr. Das führt zu dem Paradox, dass sich die Patienten im Bestreben nach mehr Sicherheit und Qualität weniger aufgehoben fühlen.

Ärzte werden in ihrer Ausbildung geschult, in Kategorien zu denken und auf Merkmale der Patienten zu achten, die verallgemeinert werden können: Für Ärzte ist es wichtig, die Krankheit oder das Organ gut zu kennen – die notorische »Galle von Zimmer sechs«. Diese Tendenz der Entindividualisierung der Heilkunde gibt es seit Mitte des 19. Jahrhunderts. Der Arzt ist in diesem System in erster Linie Techniker, der vor allem seine Methode kennt, nicht seine Patienten.

Dies ist kein Vorwurf, sondern ein Dilemma: Der Arzt, der seine Technik beherrscht, erfüllt die Sehnsucht nach dem Optimum – aber nur selten den Wunsch nach umfassender Betreuung und Fürsorge. Hier kollidieren zwei Ziele. Denn heutige Ärzte können nicht alle Diagnosemethoden beherrschen und zugleich der väterliche Hausarzt sein, der alle Lebensumstände des Patienten kennt. In der Technisierung ist die Teilung in Spezialisten und Generalisten angelegt: Je mehr Wissen und Technik zur Verfügung stehen, desto stärker muss Kompetenz aufgeteilt werden.

Patienten tragen ihren Teil zum »neuen Leiden« bei: Der häufigere Arztwechsel entspricht einer verbreiteten Konsumhaltung. Dazu gehören Wahlfreiheit und der Wunsch nach Optimierung: So wie es Lebensabschnittsgefährten im privaten Bereich gibt, nimmt sich der mündige Patient den Teilleistungsexperten als Arzt. Damit einher geht eine neue Unverbindlichkeit. Alle Angebote können wahrgenommen werden. Und man kann die Kundenbeziehung jederzeit beenden – auch in der Medizin.

Daraus folgt einerseits: Je mehr Aufklärung und Spezialkenntnisse, desto besser die Therapie. Andererseits sind Patienten überfordert, wenn sie zwischen verschiedenen Behandlungen wählen sollen. Den Patientenwunsch nach Umsorgtsein kann selbst die bestmögliche Therapie nicht befriedigen. Außerdem ist der Leidende befangen. Er ist Teil der Therapie. Wenn man als Patient die Folgen für eine Behandlung tragen muss, die man selbst gewählt hat, ist das existenziell. Hier wünschen sich viele Menschen mittlerweile, Ärzte mögen ihnen die Entscheidung abnehmen. Und so steigen mit dem Wandel der Krankheitsbilder auch die Ansprüche und Erwartungen an die Medizin. Die Bereitschaft, Leid und Entbehrung als Teil der Existenz wahrzunehmen, ist gesunken. Den Tod hat die Medizin in Hospize und abseits gelegene Zimmer oder Stationen abgeschoben.

Der Psychiater Klaus Dörner brachte das »Leiden an der Gesundheit« auf den Punkt: »Je mehr ich für meine Gesundheit tue, desto weniger gesund fühle ich mich. In diesem Sinne ist Gesundheit eben nicht machbar, nicht herstellbar, stellt sich vielmehr selbst her. Gesundheit gibt es nur als Zustand, in dem der Mensch vergisst, dass er gesund ist«, schrieb er.

Diese Selbstvergessenheit lassen wenige Menschen zu. Eine Befindlichkeitsindustrie aus Ärzten, Patienten und Pharmaindustrie, die jede Abweichung zur Krankheit erklärt, lässt einen Zustand ohne Beschwerden suspekt erscheinen. Dazu passt die Pointe des bereits zitierten Ländervergleichs im Gesundheitswesen: Die Deutschen waren zwar am wenigsten zufrieden mit ihrer Medizin. Doch gleichzeitig haben sie die kürzesten Wartezeiten, die verlässlichsten Laborbefunde, die wenigsten Krankenhausinfektionen und die größten Freiheiten bei der Arztwahl.

Checkliste: Gute Arztpraxen und Krankenhäuser erkennen

Die folgende Checkliste basiert auf Empfehlungen des Patientenforums und des Ärztlichen Zentrums für Qualität in der Medizin, die ich ergänzt und überarbeitet habe. Das Ärztliche Zentrum für Qualität in der Medizin ist ein gemeinsames Institut der Bundesärztekammer und der Kassenärztlichen Bundesvereinigung. Das Patientenforum ist ein Zusammenschluss großer Selbsthilfedachverbände sowie der Bundesärztekammer und der Kassenärztlichen Bundesvereinigung.

Checkliste im Überblick

- Nimmt der Arzt mich und mein spezielles gesundheitliches Problem ernst?
- Erhalte ich eine umfassende und verständliche Aufklärung?
- Erhalte ich von meinem Arzt weiterführendes Informationsmaterial und Informationen über Hilfsangebote?
- Kann ich gemeinsam mit meinem Arzt über die Art meiner Behandlung entscheiden beziehungsweise unterstützt mein Arzt mich darin, eine Entscheidung zur Behandlung treffen zu können?
- Werde ich von Arzt und Praxispersonal freundlich und respektvoll behandelt?
- Erhalte ich ohne Probleme Zugang zu meinen Patientenunterlagen?

- Akzeptiert mein Arzt, dass ich im Zweifelsfall eine zweite Meinung einholen möchte?
- Wird in der Praxis meine Intimsphäre gewahrt?
- Wird in der Praxis der Schutz meiner persönlichen Daten gewahrt?
- Bietet mein Arzt eine Praxisorganisation, die mir den Arztbesuch erleichtert?
- Sind Qualitätsmaßnahmen in der Praxis meines Arztes für mich als Patient erkennbar?

Nimmt der Arzt mich und mein gesundheitliches Problem ernst?

Krankheit ist im akuten Fall immer eine Art »Ausnahmezustand«. Patienten suchen neben sachkundiger Information und ärztlicher Hilfe auch Geborgenheit, Vertrauen und vor allem jemanden, der ihnen die Angst nimmt und Hoffnung gibt. Dies gilt sowohl nach der Erstdiagnose einer schwerwiegenden oder lebensbedrohlichen Erkrankung als auch im Verlauf chronischer Krankheiten.

Fragen Sie sich daher, ob Sie und Ihr gesundheitliches Problem von Ihrem Arzt ernstgenommen werden.

Woran Sie das erkennen können:
a) Zuhören und Zuwendung
- Der Arzt hört Ihnen gut zu und nimmt Ihre Besorgnis und Ängste (auch wenn diese unbegründet sein mögen) ernst.
- Auch wenn Ihr Arzt wenig Zeit hat, haben Sie das Gefühl, sorgfältig behandelt und nicht abgefertigt zu werden.

- Während Sie im Sprechzimmer Ihres Arztes sind, gibt es keine Störungen, etwa durch Telefonate mit anderen Patienten, Ärzten oder Ähnliches.
- Der Arzt ist Ihnen zugewandt, wenn Sie ihm Ihre Beschwerden vortragen.
- Ihr Arzt spricht nicht nur mit Ihnen, sondern untersucht Sie auch gründlich.
- Ihr Arzt erkundigt sich bei schweren Erkrankungen nach deren Auswirkung auf Ihren Lebensalltag und Ihre berufliche Situation.

b) Aktives Nachfragen
- Ihr Arzt erkundigt sich regelmäßig nach Ihrem Befinden oder führt von sich aus Nachuntersuchungen durch.
- Ihr Arzt erkundigt sich nach der Wirkung von Medikamenten, Krankengymnastik und anderen Maßnahmen – besonders, wenn er sie selbst angeordnet hat.
- Ihr Arzt erfragt von Zeit zu Zeit Änderungen in Ihrer Krankengeschichte oder über Medikamente, die Sie eventuell von anderen Ärzten verordnet bekommen haben.
- Ihr Arzt fragt bei der Verordnung eines neuen Medikaments nach weiteren eingenommenen Medikamenten oder Behandlungen und überprüft mögliche Beeinflussungen der Medikamente oder Behandlungen untereinander.

c) Grenzen erkennen
- Ihr Arzt akzeptiert Ihren Wunsch nach Überweisung zu einem Spezialisten und setzt sich sachlich mit diesem Anliegen auseinander.

- Ihr Arzt macht Ihnen deutlich, in welchen Fällen andere Kollegen über einen größeren Erfahrungsschatz bzw. eine spezialisiertere Ausbildung verfügen.
- Ihr Arzt empfindet es nicht als Vertrauensbruch, wenn Sie bei einem Kollegen eine zweite Meinung einholen möchten.

Erhalte ich eine umfassende und verständliche Aufklärung?

Informationen über die Erkrankung und mögliche Formen ihrer Behandlung sind eine der Grundvoraussetzungen, um Entscheidungen treffen und Ängste verringern zu können.

Fragen Sie sich daher, ob Sie umfassend und verständlich aufgeklärt werden.

Woran Sie das erkennen können:

a) Umfassend und verständlich aufklären

- Ihr Arzt erläutert Ihnen verständlich und im Idealfall mit bildlichen Darstellungen, welche Diagnose er gestellt hat und wie Ihre Erkrankung seiner Meinung nach behandelt werden sollte.
- Ihr Arzt informiert sich anhand seiner Aufzeichnungen darüber, was er bei den letzten Kontakten bereits mit Ihnen besprochen hat.
- Ihr Arzt informiert Sie über existierende Behandlungsleitlinien für Ihre Erkrankung und stellt Ihnen in verständlicher Form alle in Frage kommenden Behandlungsmöglichkeiten vor.

- Die Erläuterungen Ihres Arztes beinhalten in sachlicher und verständlicher Form Wirkungsweise, Nutzen und Risiken der vorgeschlagenen Untersuchung oder Behandlung.
- Schriftliche Notizen, die Ihnen Ihr Arzt aushändigt, müssen für die Empfänger (Patienten, mitbehandelnde Ärzte oder Apotheker etc.) lesbar sein.
- Ihr Arzt bietet Ihnen an, ihn zurückzurufen, wenn Sie über Befunde oder dringende medizinische Fragen telefonisch informiert werden möchten, bzw. räumt Ihnen die Möglichkeit ein, sich telefonisch über Ihre Befunde zu erkundigen.
- Wenn Sie an einer chronischen Erkrankung wie zum Beispiel Diabetes mellitus oder Bluthochdruck leiden, informiert Sie Ihr Arzt über strukturierte Behandlungsprogramme (DMP).

b) Angaben zur Finanzierung der Leistungen
- Es wird entweder im Gespräch oder schriftlich eindeutig dargestellt, welche Maßnahmen (Diagnoseverfahren, Behandlungen oder Untersuchungen) von der Krankenkasse bezahlt werden und welche der Arzt als sogenannte IGeL (individuelle Gesundheitsleistungen) selbst anbietet.
- Bei Leistungen, die nicht von der Kasse gezahlt werden, werden Sie vorher schriftlich über den nachgewiesenen Nutzen sowie über die genaue Höhe der auf Sie zukommenden Kosten informiert.

c) Prüfen, was verstanden wurde
- Ihr Arzt fragt nach, ob Sie seine Erläuterungen verstanden haben, und ermutigt Sie, Fragen zu stellen.

- Was Sie vergessen haben, können Sie beim nächsten Arztbesuch nochmals erfragen. Ihr Arzt wird dafür Verständnis haben.
- Wenn die deutsche Sprache nicht Ihre Muttersprache ist, bemüht sich Ihr Arzt darum, dass Sie dennoch alles verstehen.

Erhalte ich von meinem Arzt weiterführendes Informationsmaterial?

Man kann sich nicht alles merken, was während eines Arztbesuchs besprochen wird, und oft kommt es vor, dass einem wichtige Fragen einfallen, nachdem man die Praxis schon wieder verlassen hat. Daher ist es sinnvoll, wenn Patienten auch schriftliche Materialien zum jeweiligen Erkrankungsthema und zu allgemeinen Gesundheitsfragen zur Verfügung stehen.

Bei manchen, vor allem bei schwerwiegenden oder chronischen Erkrankungen ist der Informationsbedarf für Sie als Patient sehr groß. Das bezieht sich sowohl auf die Erkrankung selbst als auch auf die Auswirkungen der Erkrankung auf das tägliche Leben. Hier sollten Ärzte ihre Patienten auf weiterführende verlässliche Literatur und gegebenenfalls auch auf Internetangebote aufmerksam machen bzw. ihnen die Kontakte zu Selbsthilfeorganisationen und örtlichen Selbsthilfegruppen, Selbsthilfekontaktstellen sowie zu wohnortnahen Beratungseinrichtungen (z.B. durch die Weitergabe entsprechender Adressen) vermitteln.

Stellen Sie sich daher folgende Frage:

Erhalte ich von meinem Arzt weiterführendes Informationsmaterial und Informationen über Hilfsangebote?

Woran Sie das erkennen können:

a) Schriftliche Informationen

- Besonders wichtige Informationen gibt Ihr Arzt Ihnen von sich aus schriftlich mit.
- In der Praxis Ihres Arztes ist weiterführendes – über den aktuellen Krankheitsfall des Patienten hinausgehendes – Informationsmaterial verfügbar.
- Diese Informationen sind verständlich und klären über sinnvolle und notwendige Vorsorgeuntersuchungen, Impfungen sowie über eine gesunde Lebensführung auf.
- Informationsmaterial, das Sie in Arztpraxen erhalten, stammt von verlässlichen Quellen (Medizinische Berufsverbände, Fachgesellschaften, Selbsthilfe etc.). Werbebroschüren der Pharmaindustrie sollten in der Praxis nicht ausliegen.

b) Weiterführende Informationen

- Sie werden in der Praxis über Adressen für Bezugsquellen (Broschüren und Internet) von seriösen und verlässlichen Patienteninformationen informiert.

c) Adressen von Anlaufstellen

- Ihr Arzt oder das Praxispersonal klärt Sie über Anlaufstellen der Selbsthilfe und Patientenberatung auf.
- In der Praxis liegt Informationsmaterial aus bzw. ist auf Ihre Anfrage erhältlich, welche Einrichtungen der Selbsthilfe (Selbsthilfegruppen, Selbsthilfekontaktstellen) oder Patientenberatung in örtlicher Nähe sind.

d) Schulungen
- Für verschiedene chronische Erkrankungen gibt es spezielle Schulungsprogramme für Patienten.
- Wenn Sie von einer solchen Erkrankung betroffen sind, weist Ihr Arzt Sie auf entsprechende Schulungen hin bzw. klärt über Möglichkeiten auf, wo Sie an derartigen Schulungen teilnehmen können.

Kann ich mit dem Arzt über die Art meiner Behandlung entscheiden?

Patienten haben das Recht, über Art und Umfang einer medizinischen Behandlung (nach sorgfältiger Aufklärung) selbst zu bestimmen, d.h. zu entscheiden, ob eine Behandlung durchgeführt wird oder nicht. Sie können im Zweifel auch gegen das Anraten des Arztes entscheiden, ob eine Behandlung durchgeführt wird oder nicht.

Stellen Sie sich daher folgende Frage:

Kann ich gemeinsam mit dem Arzt über die Art meiner Behandlung entscheiden bzw. unterstützt mein Arzt mich darin, eine Entscheidung über die Behandlung treffen zu können?

Woran Sie das erkennen können:

a) Erwartungen klären
- Ihr Arzt verständigt sich mit Ihnen darüber, welche Erwartungen und Wünsche Sie an eine Behandlung haben. Er klärt Sie auch darüber auf, was Sie von einer Therapie nicht erwarten können.

- Sie werden von Ihrem Arzt ermutigt, eigene Fragen zu stellen bzw. nachzufragen, wenn Unklarheiten bestehen.
- Ihr Arzt bietet Ihnen die Möglichkeit an, anstehende Entscheidungen mit Ihnen gemeinsam zu treffen.
- Ihr Arzt veranlasst keine medizinischen Leistungen, ohne Sie vorher untersucht zu haben.

b) Gemeinsam entscheiden
- Ihr Arzt motiviert Sie dazu, Entscheidungen über erforderliche Maßnahmen mit ihm gemeinsam zu treffen.
- Wenn Sie als Patient eine Entscheidung lieber Ihrem Arzt überlassen möchten, sollte er diese Ihnen gegenüber trotzdem verständlich und für Sie ausreichend erklären und begründen.
- Ihr Arzt nimmt Ihre Vorstellungen, Ängste, Wünsche und Bedürfnisse ernst und berücksichtigt diese bei der Entscheidung für eine Untersuchung oder Behandlung.
- Ihr Arzt akzeptiert es, wenn Sie einem Behandlungsvorschlag nicht zustimmen oder Bedenken zum ärztlichen Vorschlag äußern.
- Wenn Sie als Patient es wünschen, werden Familienangehörige oder enge Vertraute in eine Beratung und/oder Aufklärung einbezogen.

Werde ich von Arzt und Praxispersonal
freundlich und respektvoll behandelt?

Wenn Sie Ihrem Arzt freundlich und respektvoll begegnen, dürfen und sollen Sie das auch von Ihrem Arzt und dem gesamten Praxispersonal erwarten!

Stellen Sie sich daher folgende Frage:

Werde ich von Arzt und Praxispersonal freundlich und respektvoll behandelt?

Woran Sie das erkennen können:

a) Gleichbehandlung

- Ihr Arzt und das Praxispersonal benachteiligen keinen Patienten etwa wegen seines Geschlechts, seiner Abstammung, seiner Rasse, seiner Sprache, seiner Heimat und Herkunft, seines Glaubens, seiner religiösen oder politischen Anschauungen oder gar wegen einer Behinderung.

b) Respekt

- Der Umgang aller Praxismitarbeiter mit Ihnen ist respektvoll, Sie werden als Kassenpatient gegenüber Privatpatienten nicht zurückgesetzt (zum Beispiel bei den Wartezeiten etc.).
- Vereinbarte Termine werden von Ihrem Arzt und auch von Ihnen möglichst eingehalten bzw. Sie werden informiert, wenn der Termin aus triftigen Gründen nicht eingehalten werden kann.
- Bei unvorhergesehenen Wartezeiten werden Sie vom Praxispersonal informiert. (Als besonderer Service besteht das Angebot, die Praxis eventuell noch einmal für Besor-

gungen zu verlassen und zu einem späteren Zeitpunkt zurückzukommen.)

• In einer Praxis mit mehreren Ärzten wird beim ersten
Besuch Ihre Entscheidung respektiert, zu welchem Arzt
Sie gehen möchten.

Erhalte ich ohne Probleme Zugang zu meinen Patientenunterlagen?

Patienten dürfen und sollen über ihre Erkrankung und deren
Behandlung Bescheid wissen. Die Einsicht in die Patienten-
akte umfasst das Recht auf Kopien objektiver Befunde und
Arztbriefe, die der Patient anfertigen lassen und mit nach
Hause nehmen kann. Die Kosten für die Kopien sind dabei
vom Patienten zu tragen.

Stellen Sie sich daher folgende Frage:

*Erhalte ich ohne Probleme Zugang zu allen meinen Patienten-
unterlagen?*

Woran Sie das erkennen können:

a) Einsichtnahme

• Ihr Arzt ermöglicht Ihnen auf Nachfrage den Einblick in
Ihre Patientenunterlagen, ohne dass Sie das Gefühl haben,
unbequem zu sein.

b) Mitnahme

• Sie erhalten in der Praxis die Möglichkeit, die Befunde
aus Ihrer Krankenakte (auf Ihre eigenen Kosten) zu ko-
pieren.

- Auf Wunsch erhalten Sie einen zusammenfassenden Arzt-brief über alle Dinge, die in Zusammenhang mit Ihrer Erkrankung wichtig sind (das kann bedeutend sein, wenn Sie zum Beispiel eine längere Urlaubsreise machen und am Urlaubsort ärztliche Hilfe benötigen). Diese Leistung ist allerdings gebührenpflichtig.

Akzeptiert mein Arzt, dass ich eine zweite Meinung einholen möchte?

Patienten haben das Recht, ihren Arzt frei zu wählen und gegebenenfalls auch zu wechseln. Sie können, z.B. bei schwerwiegenden Erkrankungen und schwierigen Entscheidungen, bei einem zweiten Arzt eine zusätzliche Meinung einholen.

Stellen Sie sich daher folgende Frage:

Akzeptiert mein Arzt, dass ich im Zweifelsfall eine zweite Meinung einholen möchte?

Woran Sie das erkennen können:

a) Empfehlung
- Bei schwerwiegenden Entscheidungen im Fall ernsthafter Erkrankungen, die für Sie mit erheblichen Konsequenzen verbunden sind, bietet Ihr Arzt Ihnen zur Sicherheit für Sie selbst an, eine weitere Meinung einzuholen.

b) Verständnis
- Ihr Arzt hat Verständnis dafür, dass Sie für Entscheidungen

mit weitreichenden Konsequenzen für Sie eine weitere Meinung einholen wollen.

- Ihr Arzt empfindet es nicht als Vertrauensbruch, wenn Sie im Fall von Unsicherheiten eine weitere Meinung einholen wollen.

Wird in der Praxis meine Intimsphäre gewahrt?

Bei einem Arztbesuch geben Sie als Patient viel von Ihrer Intimsphäre preis und werden damit sehr verletzlich. Sie haben ein Recht auf die Wahrung Ihrer Intimsphäre und die Beachtung Ihres Schamgefühls.

Stellen Sie sich daher folgende Frage:

Wird in der Praxis meine Intimsphäre gewahrt?

Woran Sie das erkennen können:

a) Beisein anderer Personen

- Während der Untersuchung oder Behandlung befinden sich im Raum nur der Arzt und ggf. unerlässliche Assistenz. Der Raum wird während dieser Zeit nicht von anderem Personal betreten.

a) Vor und nach der Untersuchung

- Ihr Arzt begrüßt Sie, bevor Sie sich für eine Untersuchung entkleiden müssen.
- In jedem Behandlungs- und Untersuchungsraum gibt es einen abgetrennten bzw. blickgeschützten Bereich zum Entkleiden und Anziehen.

- Wenn Sie sich für eine Untersuchung oder Behandlung entkleidet haben, haben Sie die Möglichkeit, in einem blickgeschützten Bereich auf den Beginn der Untersuchung oder Behandlung zu warten.
- Nach der Untersuchung können Sie sich sofort wieder anziehen, erst danach werden die Ergebnisse der Untersuchung besprochen.

Wird in der Praxis der Schutz meiner persönlichen Daten gewahrt?

Informationen, die Sie Ihrem Arzt geben, und persönliche Daten, die der Arzt auf dieser Grundlage erhebt und speichert, müssen vertraulich behandelt werden und geschützt sein. Sie dürfen nicht an unbefugte Dritte weitergegeben werden.

Stellen Sie sich daher folgende Frage:

Wird in der Praxis der Schutz meiner persönlichen Daten gewahrt?

Woran Sie das erkennen können:

a) Schutz Ihrer Angaben und Daten
- An der Anmeldung werden Sie und andere Patienten nacheinander aufgerufen, damit andere Personen nicht Angaben zum Anlass des Besuchs und dem Erkrankungsgrund erfahren.
- Vertrauliche Gespräche zwischen Ihnen, Ihrem Arzt oder mit dem Praxispersonal finden in Räumen statt, in denen keine fremden Personen mithören können.

- Der Arzt oder das Praxispersonal geben am Telefon keine Auskünfte zu Befunden, wenn nicht zweifelsfrei feststeht, wer am Apparat ist.
- In Anwesenheit anderer Patienten werden die Namen der betroffenen Patienten nicht laut genannt.

b) Schutz der Daten anderer Patienten
- Sie warten nicht alleine in Behandlungsräumen, in denen Sie Einblick in die Krankenakten anderer Patienten oder den Computerbildschirm haben können.
- Rezepte und Formulare werden in der Praxis nicht offen und frei zugänglich für Patienten aufbewahrt.

Bietet mein Arzt eine Praxisorganisation, die mir den Arztbesuch erleichtert?

Die Art und Weise der Organisation der Arztpraxis hat einen entscheidenden Einfluss darauf, wie gut sich Patienten betreut fühlen. Dies gilt für organisatorische und bauliche Voraussetzungen und für die Zugänglichkeit.

Stellen Sie sich daher folgende Frage:

Bietet mein Arzt eine Praxisorganisation, die mir den Arztbesuch erleichtert?

Woran Sie das erkennen können:
a) Besonders wichtig
- In dringenden Erkrankungs- oder in Notfällen erhalten Sie auch kurzfristig einen Termin.
- In der Arztpraxis gibt es behinderten- und rollstuhlge-

rechte Zugänge zu den Praxisräumen einschließlich Toiletten.

- Alle Untersuchungs- und Behandlungsräume der Praxis sind gut leserlich ausgeschildert.
- Nach ambulanten Eingriffen erhalten Sie eine Notfall-Rufnummer Ihres Arztes.
- Bei der Terminvereinbarung erhalten Sie auch Auskunft über die Zugänglichkeit der Praxis und ggf. besondere Parkmöglichkeiten.
- Im Fall einer Krankenhauseinweisung nimmt Ihr Arzt direkt Kontakt mit dem Krankenhaus auf und leitet wichtige Informationen mündlich und schriftlich weiter (z.B. Vorbefunde, Vorerkrankungen etc.) bzw. händigt Ihnen diese zur Mitnahme aus.

b) Zusätzlicher Service

- Hausbesuche stellen einen besonderen Service in der Patientenbetreuung dar. Bei leichteren Erkrankungen sind sie nicht erforderlich, in manchen Fällen (zum Beispiel bei schwerwiegenden Erkrankungen) ist es jedoch sinnvoll, wenn der Arzt Hausbesuche macht.
- Es werden Spielecken für Kinder bereitgehalten.
- Die Praxis ist telefonisch gut erreichbar.

Sind Qualitätsmaßnahmen in der Praxis meines Arztes erkennbar?

Entsprechend den Festlegungen im Sozialgesetzbuch sind Vertragsärzte und medizinische Versorgungszentren dazu verpflichtet, in ihren Einrichtungen ein Qualitätsmanagement einzuführen und weiterzuentwickeln.

Stellen Sie sich daher folgende Frage:

Sind Qualitätsmaßnahmen in der Praxis meines Arztes für mich als Patient erkennbar?

Woran Sie das erkennen können:

a) Qualitätshinweise

- Auf Nachfrage oder im Wartezimmer sollte (z.B. durch Aushang oder in einer Praxisbroschüre) eine Information darüber gegeben werden bzw. vorliegen, ob der Arzt und die in der Praxis beschäftigten Arzthelferinnen und Pflegekräfte regelmäßig an Fortbildungen bzw. Maßnahmen zur Qualitätssicherung teilnehmen.
- Falls die Arztpraxis an einer Qualitätsüberprüfung (z.B. Zertifizierung) teilgenommen hat, ist das für Sie klar ersichtlich (zum Beispiel durch einen entsprechenden Hinweis als Aushang).

b) Umgang mit Kritik

- Ihr Arzt und das Praxispersonal stehen auch Ihrer Kritik aufgeschlossen gegenüber, wenn Sie diese sachlich und begründet vorbringen.

Checkliste:
Wie behandele ich meinen Arzt?

Etliche Patienten haben das Gefühl, dass ihr Arzt sie nicht richtig versteht oder ihnen kaum zuhört. Sie würden gerne wissen, wie sie mit ihrem Arzt so reden können, dass sie sich Gehör verschaffen. Allerdings müssen auch manche Ärzte lernen, wie sie ihre Patienten besser verstehen und erkennen, was den Menschen, die zu ihnen kommen, wirklich wichtig ist. Die folgenden Empfehlungen stammen aus der Fachliteratur und von Ärzten, die an Universitätskliniken oder in eigener Praxis tätig sind und die als Psychosomatiker oder psychosomatisch orientierte Ärzte besonderen Wert darauf legen, ihre Patienten so zu behandeln, dass sie sich wohlfühlen.

Tipps für Patienten:

- Die radikalste Empfehlung lautet: Wenn Sie Tipps brauchen und Mühe aufwenden müssen, damit Ihr Arzt Ihnen überhaupt richtig zuhört und Ihre Bedürfnisse erkennt, sollten Sie ihn womöglich sowieso wechseln. Ansonsten gilt:
- Schreiben Sie sich vor dem Arztbesuch auf, was Sie alles wissen und fragen wollen. Achten Sie darauf, dass Sie nicht mit fünf unbeantworteten Fragen in die Praxis hinein- und wieder hinausgehen.
- Wenn Sie auf Ihre Fragen eine Antwort bekommen haben, achten Sie darauf, dass Sie diese auch verstanden haben – wenn nicht: nachfragen, bis alle Ihre Unklarheiten beseitigt sind.

- Gehen Sie nur dann wiederholt zu demselben Arzt, wenn Sie ihn grundsätzlich sympathisch finden und zudem das Gefühl haben, dass er Ihnen wirklich helfen kann – aus zahlreichen Untersuchungen ist bekannt, dass unter diesen Bedingungen die Behandlung am erfolgreichsten verläuft und Patienten am zufriedensten sind.
- Sprechen Sie, wenn möglich, Ihren Arzt direkt, aber freundlich darauf an, wenn Sie mit dem Gesprächsverlauf unzufrieden sind. Reagiert er nicht, gehen Sie ihm so lange auf die Nerven, bis er sich die Zeit nimmt, richtig zuzuhören. Wenn das nicht hilft, sollten Sie vielleicht einen anderen Arzt aufsuchen.
- Sagen Sie Ihrem Arzt deutlich, wenn Sie mehr bedrückt als nur körperliche Beschwerden – warten Sie nicht darauf, dass der Arzt nach Ihrem psychischen Befinden fragt. Er ist schließlich kein Hellseher und kann nicht ahnen, ob Sie von Ihrem Ehemann genervt sind und kurz vor der Scheidung stehen, ob Sie gerade an Ihrem Arbeitsplatz gemobbt werden oder anderes auf dem Herzen haben.
- Haben Sie keine Scheu vor einer zweiten Meinung – allerdings sollten Sie diese nicht einholen, bevor Sie nicht die erste gehört haben. Bevor Sie einen zweiten Mediziner aufsuchen, decken Sie sich mit den Informationen ein, die Sie bereits haben.
- Fragen Sie Ihren Arzt nach Ihren Unterlagen, Untersuchungsbefunden und Röntgenbildern. Wenn er sie Ihnen gibt, ist das kein Gefallen, den er Ihnen tut – Sie haben ein Recht darauf.
- Lassen Sie es nach der zweiten Meinung gut sein. Zu

große Meinungsvielfalt verwirrt nur – dann gilt: fünf Ärzte, sechs Meinungen.

- Besprechen Sie die Ergebnisse und Einschätzungen, die Sie von einem zweiten Arzt bekommen haben, offen auch mit den anderen Ärzten, mit denen Sie bisher zu tun hatten, und fragen Sie, welche Konsequenzen die daraus ziehen würden.
- Überprüfen Sie kritisch, was Sie selbst denken, woher Ihre Beschwerden kommen. Seien Sie ehrlich zu sich selbst und lassen Sie den Gedanken zu, dass auch psychische Ursachen (wie Stress oder persönliche Belastungen) und nicht nur körperliche Unstimmigkeiten der Grund für Ihre Beschwerden sein können.
- Fragen Sie den Arzt, wenn er Ihnen zu einer Untersuchung oder Therapie rät, ob er bei sich und seinen Liebsten genauso verfahren würde. Ärzte nehmen das, was sie ihren Patienten verordnen, deutlich seltener auch für sich selbst oder ihre Familie in Anspruch.
- Lassen Sie so lange nicht locker, bis eine Lösung für Ihr Problem gefunden ist.

Tipps für Ärzte:
- Achten Sie auf Ihre eigenen – auch negativen – Gefühle, während Sie mit den Patienten reden und sie behandeln. Das kann Ihnen wichtige Hinweise darauf geben, was dem Patienten fehlen könnte und wie es ihm geht.
- Achten Sie auf Dinge, die nicht zusammenpassen, etwa wenn ein Patient mit einer kleinen Wunde furchtbar weint oder wenn einem anderen Patienten sein zerfetztes Bein nahezu gleichgültig ist.

- Unterbrechen Sie Ihre Patienten nicht zu früh – durchschnittlich schneiden Ärzte ihren Patienten nach fünfzehn Sekunden das Wort ab. Gerade am Anfang des Gesprächs sind offene Fragen jedoch wichtig, da aus den Patienten dann besonders heraussprudelt, was für sie von großer Bedeutung ist.

- Ermahnen Sie die Patienten nicht, in der Schilderung ihrer Symptome und ihres Befindens »auf den Punkt« zu kommen. Die Frage: »Wie geht es Ihnen mit Ihren Beschwerden?« ist simpel, aber sehr wichtig, um Zugang zu den Nöten, Ängsten und Bedürfnissen der Patienten zu bekommen.

- Achten Sie auf die Zeichen und Eindrücke Ihrer Mitarbeiter. Wenn eine erfahrene Krankenschwester zu Ihnen sagt: »Der ist heute aber schlecht dran«, dann ist das zumeist ein wichtiger Hinweis für Sie.

- Reden Sie nicht sofort weiter, wenn der Patient seine Ausführungen beendet hat. Oft gibt er nach einer kurzen Pause von selbst noch weitere wichtige Informationen. Wer daran nicht gewöhnt ist: Leise und langsam 21, 22, 23 zählen … Nach Arzt-Patienten-Gesprächen befragt, sagen Ärzte zumeist, dass sie das Gefühl haben, eine längere Pause gemacht zu haben, um den Patienten zu ermöglichen, weiterzureden. Videoaufzeichnungen von diesen Gesprächen zeigen dann jedoch, dass die Pause oft nur so lang wie ein Atemzug – und damit viel zu kurz – war.

- Hören Sie Ihren Patienten aktiv zu. Das bedeutet, nicht nur stumm zu nicken und ein teilnahmsvolles Gesicht zu machen, sondern das Gehörte immer wieder zusammenzufassen und dem Patienten zurückzuspiegeln: »Habe ich

Sie richtig verstanden, dass …?« ist dafür eine ebenso einfache wie hilfreiche Formulierung.

- Achten Sie auf zeitliche Übereinstimmungen zwischen Beschwerden und möglicherweise belastenden Erlebnissen: Wenn jemand sich, einen Tag nachdem er ungewollt in den Vorruhestand geschickt wurde, das Bein bricht, zeigt das, wie sehr ihn dieser Einschnitt persönlich beschäftigt.

- Verschonen Sie Ihre Patienten mit Zufallsbefunden, die keine medizinische Bedeutung haben. Ein dahingemurmeltes »Der Kopf ist recht groß« beim Schwangerschaftsschall oder »Ah, ein Mitralklappenprolaps« kann Patienten massiv verunsichern – schließlich wissen nur Sie als Arzt, dass diese Befunde meistens harmlos sind.

- Verdeutlichen Sie Ihren Patienten vorher, welche Konsequenzen eine Untersuchung haben kann – und verschonen Sie Ihre Patienten mit diagnostischen Tests, die vielleicht Ihr ärztliches Wissen vermehren, die Therapieentscheidung aber nicht beeinflussen und auch keine sonstigen Weichenstellungen ermöglichen.

- Setzen Sie dem Gespräch mit den Patienten einen Rahmen und halten Sie ihn auch ein. Dazu gehört es, eine zeitliche Grenze festzusetzen und keine Störungen durch Telefonate, Unterschriften, Anfragen der Mitarbeiter etc. zuzulassen. Unter diesen Umständen sollte ein Arzt keine Angst haben, das Gespräch klar zu beenden. Irritiert sind Patienten besonders dann, wenn sie vom Gesprächsende überrascht werden.

Dank

Für Anregung und Unterstützung danke ich Ulrich Bröckling, Peter Henningsen, Sebastian Herrmann, Bernd Hontschik, Klaus Koch, Klaus Reinhardt und natürlich besonders Silke.

Literaturempfehlungen

Angell, Marcia: *Der Pharma-Bluff. Wie innovativ die Pillen-industrie wirklich ist*, Bonn 2005

Bartens, Werner: *Die Krankmacher. Wie Ärzte und Patienten immer neue Krankheiten erfinden*, München 2005

Dörner, Klaus: *Das Gesundheitsdilemma. Woran unsere Medizin krankt. Zwölf Thesen zu ihrer Heilung*, Berlin 2004

Gadamer, Hans-Georg: *Über die Verborgenheit der Gesundheit. Aufsätze und Vorträge*, Frankfurt a. M. 2003

Gigerenzer, Gerd: *Das Einmaleins der Skepsis. Über den richtigen Umgang mit Zahlen und Risiken*, Berlin 2004

Greenhalgh, Trisha: *Einführung in die Evidence-based Medicine. Kritische Beurteilung klinischer Studien als Basis einer rationalen Medizin*, Bern 2003

Hontschik, Bernd: *Körper, Seele, Mensch. Versuch über die Kunst des Heilens*, Frankfurt a. M. 2006

Illich, Ivan: *Die Nemesis der Medizin. Die Kritik der Medikalisierung des Lebens*, München 1995

Koch, Klaus: *Untersuchungen zur Früherkennung – Krebs. Nutzen und Risiken*, hrsg. von der Stiftung Warentest, Berlin 2005

Law, Jacky: *Big Pharma. Das internationale Geschäft mit der Krankheit*, Düsseldorf 2007

Lown, Bernard: *Die verlorene Kunst des Heilens. Anleitung zum Umdenken*, Frankfurt a. M. 2004

Schmacke, Norbert: *Wie viel Medizin verträgt der Mensch?*
Bonn 2005

Schweickhardt, Axel/Fritzsche, Kurt: *Kursbuch ärztliche Kommunikation. Grundlagen und Fallbeispiele für Klinik und Praxis*, Köln 2007

Weymayr, Christian/Koch, Klaus: *Mythos Krebsvorsorge. Schaden und Nutzen der Früherkennung*, Frankfurt a. M. 2003

Wieland, Wolfgang: *Diagnose. Überlegungen zur Medizintheorie*, Warendorf 2004

Die ganze Wahrheit über das Risiko, zum Arzt zu gehen

Werner Bartens
Das Ärztehasserbuch

Ein Betroffener packt aus

Die Ärzte: Arroganz, unnahbar, dilettantisch. Die Patienten: wehrlos. Ob sie an einen Quacksalber oder eine Koryphäe geraten sind, wissen Patienten erst, wenn es zu spät ist. Auf Gedeih und Verderb sind sie den Ärzten ausgeliefert.

Der Arzt und Medizinjournalist Werner Bartens weiß aus eigener Erfahrung, wie es in den Praxen und Krankenhäusern zugeht: Zu viele Technokraten und Versager verbergen sich unter dem weißen Kittel. Schonungslos berichtet er von Größenwahn, Pfusch und Ignoranz. Seine Diagnose: Wir sollten aufhören, nur über die Kosten des Gesundheitswesens zu reden, und uns endlich wieder auf das Wesentliche konzentrieren – auf die Bedürfnisse der Menschen, die Hilfe beim Arzt suchen.

»Ein spannendes Buch, das sich wie ein Krimi liest.«
Deutschlandradio Kultur

»Es ist erhellend, mit Bartens hinter die Klinikkulissen zu blicken.«
Die Zeit

KNAUR TASCHENBUCH VERLAG

Wie krank wären Sie denn gern?

Werner Bartens

Die Krankmacher

Wie Ärzte und Patienten immer neue Krankheiten erfinden

Werden wir immer kränker? Oder gibt es eine Krankheits-
industrie, die nach dem Motto verfährt: »Es gibt keine gesunden Menschen. Es gibt nur Menschen, die noch nicht gründlich genug untersucht worden sind«?
Pharmaunternehmen, Ärzte, Versicherungen und manchmal
auch die Patienten selbst – alle haben ein Interesse daran, aus
einer Befindlichkeitsstörung eine Krankheit zu machen. So
werden dauernd neue Gebrechen erfunden und gesunde
Menschen systematisch für krank erklärt.

Ein verblüffendes Buch über erstaunliche Symptome,
nützliche Leiden und Modediagnosen.
Provozierend, unbequem und erhellend!

KNAUR TASCHENBUCH VERLAG